胆と膵 37巻臨時増刊号

胆膵内視鏡自由自在
～基本手技を学び応用力をつける集中講座～
（企画：東京大学消化器内科　伊佐山浩通）

DVD付

巻頭言：胆膵内視鏡治療をいかに学ぶか，教えるか

I．内視鏡システムと内視鏡操作に関する基本知識
十二指腸鏡の基本構造と手技の関係
超音波内視鏡 A to Z
ERCP におけるスコープの挿入方法と困難例への対処方法
術後再建腸管に対するバルーン内視鏡挿入操作の基本と挿入のコツ

II．ERCP 関連手技編
◆胆管選択的カニュレーション
カニュレーション手技の種類と使い分け
VTR でみせるカニュレーションの基本とコツ
　　　　　　（Contrast and Wire-guided）【動画付】
VTR でみせる術後再建腸管に対するダブルバルーン内視鏡
　　　を用いた胆管カニュレーションのコツ【動画付】
膵管ガイドワイヤー・ステント留置下カニュレーションの実際とコツ
VTR でみせる私のカニュレーション戦略とテクニック【動画付】
Precut の種類と使い分け
VTR でみせる Precut の実技とコツ【動画付】
コラム①：膵癌早期診断プロジェクト
◆乳頭処置
EST の基本事項を押さえる
EST VTR でみせる私のこだわり（1）【動画付】
EST VTR でみせる私のこだわり（2）【動画付】
VTR でみせる EST 困難例への対応【動画付】
EPBD ～ VTR でみせる EPBD 後の結石除去手技のコツ～【動画付】
内視鏡的乳頭大径バルーン拡張術（EPLBD）の適応と偶発症予防
◆結石除去
結石除去・破砕用デバイスの種類と使い分け
総胆管結石除去のコツ【動画付】
結石破砕と破砕具使用のコツ，トラブルシューティング
◆胆道ドレナージ術
閉塞性黄疸の病態と病態に応じた治療戦略
ステントの種類と使い分け
VTR でみせる Metallic stent の上手な入れ方【動画付】
Bridge to Surgery：遠位胆道閉塞
非切除悪性遠位胆道閉塞に対するドレナージ戦略
Bridge to Surgery：悪性肝門部領域胆管閉塞
非切除例悪性肝門部胆管閉塞に対するドレナージ戦略
コラム②：ステント開発よもやま話
◆トラブルシューティング
ERCP 後膵炎への対処と予防
ステント迷入への対処
EST 後出血への対処と予防
穿孔への対処と予防
◆膵管 Intervention
膵石に対する内視鏡治療
膵管ドレナージの適応と手技
膵管狭窄困難例への対処

III．EUS 関連手技編
膵領域におけるラジアル式およびコンベックス式 EUS の標準描出法
胆道系の観察　ラジアル型とコンベックス型の描出法と使い分け
胆・膵領域における造影 EUS
EUS-FNA の基本的手技と検体処理
コラム③：EUS-FNA の本邦導入の経緯

IV．Interventional EUS
VTR でみせる EUS-BD の基本手技とコツ【動画付】
EUS-BD を安全に行うために
VTR でみせる胆道疾患に対する EUS-Rendezvous
　　　　　　technique と Antegrade technique【動画付】
VTR でみせる EUS-GBD の適応と手技のコツ【動画付】
VTR でみせる EUS-PD and
　　　Pancreatic Rendezvous Cannulation【動画付】
膵仮性嚢胞・WON の病態と治療戦略―診断，治療法選択，タイミング―
Endoscopic necrosectomy の基本と手技の工夫
コラム④：自由自在な胆膵内視鏡のために必要なことは？

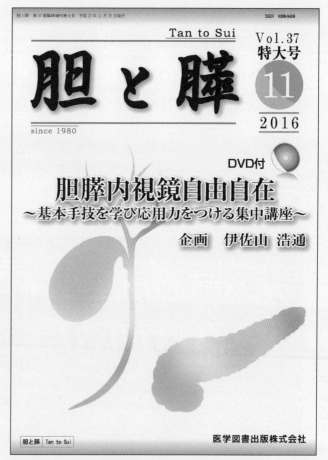

本体価格 5,000 円＋税

ホームページでも販売中！ http://www.igakutosho.co.jp　医学図書出版株式会社

胆と膵

Tan to Sui August 2018

8

特集 胆管内乳頭状腫瘍（IPNB）の病態と診療の現状

企画：乾 和郎

序文：IPNB の疾患概念 ―現状におけるコンセンサスとコントラバーシ―	窪田 敬一	679
IPNB の歴史と将来への展望	中沼 安二	681
IPNB の新たな組織分類の提唱―日韓共同研究も含めて―	窪田 敬一ほか	687
胆管内乳頭状腫瘍の病理診断	全 陽	693
IPNB は独立した疾患か？	尾上 俊介ほか	699
発生部位からみた IPNB の臨床病理学的検討	松本 尊嗣ほか	703
胆管内乳頭状腫瘍（IPNB）：粘液産生の有無で区別する臨床的意義	水間 正道ほか	707
胆管内乳頭状腫瘍（IPNB）と膵管内乳頭粘液性腫瘍（IPMN）の比較	加藤 宏之ほか	711
IPNB の画像による鑑別診断	小森 隆弘ほか	719
IPNB の経口胆道鏡による診断	山本健治郎ほか	727
胆管内乳頭状腫瘍（IPNB）の至適術式	植村修一郎ほか	735
IPNB の外科的治療成績	中台 英里ほか	743
当院における IPNB と乳頭状胆管癌の治療成績の比較	山本 玄ほか	749

座談会 膵外分泌機能不全と膵酵素補充療法
第 1 回　膵外分泌機能不全の診断法 753
司　会　清水　京子
討論者　中村　光男

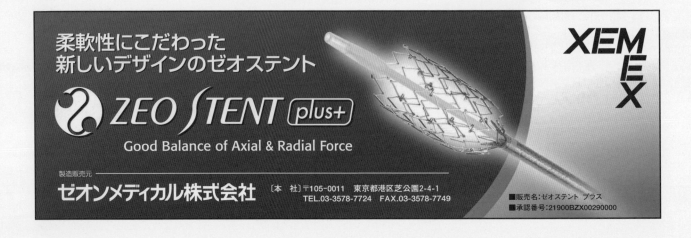

Tan to Sui (Japan)

CONTENTS

Theme of This Month: Current Status of Pathogenesis, Diagnosis and Therapy of Intraductal Papillary Neoplasm of the Bile Duct, IPNB
Planner: Kazuo Inui

Introduction 679
 Keiichi kubota

Histories and Prospective Futures of IPNB 681
 Yasuni Nakanuma

Proposal of New IPNB Classification Based on Histological Findings 687
 Keiichi Kubota et al

Histopathological Diagnosis of Biliary Intraductal Papillary Neoplasm 693
 Yoh Zen

IPNB Should Not be Treated as Independent Disease 699
 Syunsuke Onoe et al

Clinicopathological Features of Intraductal Papillary Neoplasm of the Bile Duct with Reference to Tumor Location 703
 Takatsugu Matsumoto et al

Clinical Significance to Distinguish by Presence or Absence of Mucin Production in Intraductal Papillary Neoplasm of the Bile Duct (IPNB) 707
 Masamichi Mizuma et al

Comparison of Intraductal Papillary Neoplasm of Bile Duct (IPNB) and Pancreatic Intraductal Papillary Mucinous Neoplasm (IPMN) 711
 Hiroyuki Kato et al

Imaging Findings of Intraductal Papillary Neoplasm of the Bile Duct (IPNB) and its Differential Diagnosis 719
 Takahiro Komori et al

Peroral Cholangioscopy for Diagnosis of Intraductal Papillary Neoplasm of the Bile Duct 727
 Kenjiro Yamamoto et al

Optimal Surgical Procedures for Intraductal Papillary Neoplasm of Bile Duct 735
 Shuichiro Uemura et al

Long-term Outcome of Surgically Resected Intraductal Papillary Neoplasm of the Bile Duct 743
 Eri Nakadai et al

Clinical and Pathological Features of Intraductal Papillary Neoplasm of the Bile Duct and Papillary Adenocarcinoma 749
 Gen Yamamoto et al

Roundtable Discussion
 Pancreatic Excocrine Insufficiency and Pancreatic Enzyme Supplemental Treatment
 Vol. 1: Kyoko Shimizu, Teruo Nakamura 753

IGAKU TOSHO SHUPPAN Co. Ltd. 2-29-8 Ohta Bldg. Hongo Bunkyo-ku, Tokyo 113-0033, JAPAN

胃炎・潰瘍治療剤 | 薬価基準収載

マーズレン®S配合顆粒
マーズレン®配合錠0.375ES
マーズレン®配合錠0.5ES
マーズレン®配合錠1.0ES

（アズレンスルホン酸ナトリウム水和物・L-グルタミン製剤）

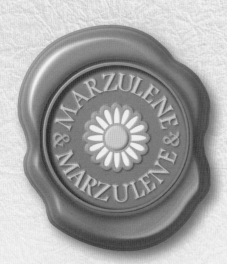

効能又は効果
下記疾患における自覚症状及び他覚所見の改善
胃潰瘍、十二指腸潰瘍、胃炎

用法及び用量
マーズレン® S配合顆粒：
　通常成人1日1.5～2.0gを3～4回に分割経口投与する。
　なお、年齢、症状により適宜増減する。
マーズレン® 配合錠0.375ES：
　通常成人1日6～8錠を3～4回に分割経口投与する。
　なお、年齢、症状により適宜増減する。
マーズレン® 配合錠0.5ES：
　通常成人1日6錠を3回に分割経口投与する。
　なお、年齢、症状により適宜増減する。
マーズレン® 配合錠1.0ES：
　通常成人1日3錠を3回に分割経口投与する。
　なお、年齢、症状により適宜増減する。

使用上の注意

1. 副作用
二重盲検比較対照試験を含む一般臨床試験1516例中、副作用（臨床検査値の変動を含む）が報告されたのは、11例（0.73％）であった。
症状は、便秘、下痢、嘔気等で、いずれも重篤なものではなかった（マーズレン® S配合顆粒の再評価結果時）。

その他の副作用
以下の副作用が認められた場合には、症状に応じて適切な処置を行うこと。

	0.1～5%未満	0.1%未満	頻度不明[注1]
過敏症[注2]			発疹、蕁麻疹、瘙痒感
肝臓			AST(GOT)、ALT(GPT)、LDH、Al-P、γ-GTP上昇等の肝機能障害

	0.1～5%未満	0.1%未満	頻度不明[注1]
消化器	悪心、嘔吐、便秘、下痢、腹痛、膨満感	嘔気、胃部不快感	
その他	顔面紅潮		

注1）自発報告において認められた副作用のため頻度不明。
注2）このような場合には投与を中止すること。

2. 高齢者への投与
一般に高齢者では生理機能が低下しているので減量するなど注意すること。

3. 妊婦、産婦、授乳婦等への投与
妊婦又は妊娠している可能性のある婦人には、治療上の有益性が危険性を上回ると判断される場合にのみ投与すること。〔妊娠中の投与に関する安全性は確立していない。〕

4. 小児等への投与
低出生体重児、新生児、乳児、幼児又は小児に対する安全性は確立していない。（使用経験がない。）

5. 適用上の注意
（マーズレン® 配合錠0.375ES、0.5ES、1.0ESのみ）
薬剤交付時：
　PTP包装の薬剤はPTPシートから取り出して服用するよう指導すること。〔PTPシートの誤飲により、硬い鋭角部が食道粘膜へ刺入し、更には穿孔を起こして縦隔洞炎等の重篤な合併症を併発することが報告されている。〕

「効能又は効果」「用法及び用量」「使用上の注意」等、詳細は製品添付文書をご参照ください。

製造販売 寿製薬株式会社
長野県埴科郡坂城町大字上五明字東川原198

販売元 EAファーマ株式会社
東京都中央区入船二丁目1番1号

［資料請求先］EAファーマ株式会社 くすり相談 ☎0120-917-719

2016年4月作成
MAZ・D01A・B5DI・TP

特集
胆管内乳頭状腫瘍（IPNB）の病態と診療の現状

序文：IPNB の疾患概念
—現状におけるコンセンサスとコントラバーシー—

窪田　敬一[1)]

　2000年代に入り，Chen，Nakanuma ら[1)]により，肝内結石症例で，粘液を産生する腫瘍が好発し，膵管内乳頭粘液性腫瘍（intraductal papillary mucinous neoplasm of pancreas：IPMN）に病理学的に似た病変が認められることが報告された。この病変が，WHO 2010年の消化器腫瘍分類の改訂版で，胆管内乳頭状腫瘍（intraductal papillary neoplasm of bile duct：IPNB）と正式に命名されることになり，この中で，肝および肝内胆管の胆道系の前浸潤性病変として，ⅰ）平坦型胆道上皮内腫瘍 biliary intraepithelial neoplasia, grade 3（BilIN-3），ⅱ）IPNB，ⅲ）粘液囊胞性腫瘍 mucinous cystic neoplasm（MCN），の3種類が記載された[2)]。さらに，前浸潤性病変としての IPNB は，low- or intermediate-grade intraepithelial neoplasia と high-grade intraepithelial neoplasia に分類されている。IPNB は乳頭状発育を示す浸潤性胆管癌に，一方，BilIN は浸潤性の結節型，平坦型胆管癌に，MCN は浸潤癌を伴った MCN に進展すると考えられている。IPNB は，胆管内に有茎性の papillary-villous growth を呈し，組織学的または肉眼的に粘液の産生があり，種々の程度の紡錘状または囊胞状胆管拡張を呈し，多胞性囊胞性変化を呈することもある前浸潤性腫瘍，と定義され，線維性血管芯を有することが特徴である。

　WHO 2010年の消化器腫瘍分類にも記載されているように，乳頭状腫瘍は肝内胆管のみならず肝外胆管，胆囊にも発生することは周知の事実であり，胆囊の場合，3種類の前癌病変に加え，adenoma が前癌病変として加えられる。しかし，今まで，肝内胆管内乳頭状腫瘍と肝外胆管内および胆囊内乳頭状腫瘍を区別して議論することなく，乳頭状腫瘍という一つの範疇の疾患として議論されてきた。しかし，IPNB の発生部位が腫瘍の特性に大きく関与するのではないかということが着目されてきた。Nakanuma ら[3)]は，IPNB を組織学的に IPMN にどの程度類似しているかにより，group A（identical to IPMN），group B（similar to but slightly different from IPMN），group C（vaguely similar to IPMN），group D（different from IPMN）に分類したところ，group A の症例は，主に肝内胆管または肝門部領域胆管に存在し，low/intermediate または浸潤のない high grade の症例であり，group C, D では，肝門領域胆管または遠位胆管に存在し，high grade な症例が多かったと報告している。組織学的な特徴から見ても，腫瘍の発生部位が腫瘍の病理学的特性と大きく関係することが明らかになってきたのである。さらに，Ohtsuka ら[4)]は肉眼的粘液産生より IPNB を検討したところ，粘液産生のあるものは，IPMN に類似し，上皮内癌またはわずかに浸潤した癌が多く，一方，粘液産生のないものは，浸潤を示す癌であった，と報告している。粘液産生の有無が浸潤の程度に関係することを示唆すると考えられる。以上の点を考慮することなく議論することが大きな誤解と混乱を生じる結果になったと考えられる。実際，発表により，粘液産生の頻度，進行癌の合併頻度，5年生存率，などが異なり，これらの発表の差は，IPNB の発生部位を考慮することなく検討したことが一因となっていた可能性もある。

　2014年，日本胆道学会が IPNB とは何かというシングル・トピックカンファランスを開催した。どのような病変を IPNB とするのか，逆に IPNB としないのか，に関して，多くの施設が WHO 2010年の消化器腫瘍分類に記載された病理学的診断基準に準拠するという答えであったが，このカンファランスで病理医間での見

Introduction
Keiichi Kubota
1) 獨協医科大学第二外科（〒321-0293 下都賀郡壬生町北小林880）

解の相違があることが浮き彫りになった。そこで，IPNBの病理学的診断基準を見直し，臨床的特徴を明らかにするため，IPNBの症例が多い日本と韓国が国際的研究協力をする運びとなった。日本胆道学会，韓国肝胆膵外科学会のサポートにより，症例の臨床データ，病理標本を収集し，評価した。日本と韓国の病理医の間で一定の組織学的診断基準を作成するため，標本の検討を積み重ね，どのような病変をIPNBとするか議論を重ねた。膵のIPMNに類似した病変をIPNBと診断することに関して異論はなかったが，異形度の増したpapillary cholangiocarcinomaに関しては意見がさまざまであった。最終的にはある程度のコンセンサスを得るに至った[5]。このコンセンサスの内容を簡単に説明すると，IPNBをType IとType IIに分類する。Type I IPNBは肝内胆管に主にみられる。この病変は基本的には腫瘍上皮に被覆された非浸潤性乳頭状腫瘍であり，線維性血管芯を有する。管状成分は50％以下であり，粘液産生が著明なものが多い。一方，Type II IPNBは，Albores-Saavedraら[6]が（胆管内）乳頭状胆管癌と報告した病変である。さまざまな太さの血管芯を伴い，不規則な分岐を示す。肝外胆管に発生する例が多く，浸潤像を呈する例が多い。今まで，ある施設ではType IのみをIPNBとして，また，ある施設ではType IとType IIをIPNBとして解析してきた可能性がある。しかし，確かに2型に分類できるが，すべての症例が明確に分類できるわけではない。どのような分類にもgray zoneがあるわけで，Type 1とType 2のgray zoneの症例，Type 2と進行した乳頭型胆管癌との鑑別など，今後検討していく必要がある。

とりあえず，2型に分類したが，この分類が妥当なのかどうか，今後の検討が必要である。この分類はIPNBという概念をより明確にするための議論の礎にするものであり，今後変更されていく可能性ももちろんあることを明記しておきたい。

本稿では，以上述べてきたIPNBにかかわるコンセンサスとコントロバーシーを踏まえて，IPNBの病態と診療の現状を改めて考えてみたい。

参考文献

1) Chen TC, Nakanuma Y, Zen Y, et al.：Intraductal papillary neoplasms of the liver associated with hepatolithiasis. Hepatology **34**：651-658, 2001.
2) Nakanuma Y, Curado M-P, Franceschi S, et al.：Intrahepatic cholangicarcinoma.(Eds) Bosman FT, Carneiro F, Hruban RH, Theise ND. WHO Classification of Tumours of the Digestive System (4th). WHO 2010, pp217-224.
3) Nakanuma Y, Kakuda Y, Uesaka K, et al.：Characterization of intraductal papillary neoplasm of bile duct with respect to histopathological similarities to pancreatic intraductal papillary mucinous neoplasm. Hum Pathol **51**：103-113, 2016.
4) Ohtsuka M, Kimura F, Shimizu H, et al.：Similarities and differences between intraductal papillary tumors of the bile duct with and without macroscopically visible mucin secretion. Am J Surg Pathol **35**：512-521, 2011.
5) Nakanuma Y, Jang KT, Fukushima N, et al.：A statement by the Japan-Korea expert pathologists for future clinicopathological and molecular analyses toward consensus building of intraductal papillary neoplasm of the bile duct through several opinions at the present stage. J Hepatobiliary Pancreat Sci **25**：181-187, 2018.
6) Albores-Saavedra J, Murakata L, Krueger JE, et al.：Noninvasive and minimally invasive papillary carcinoma of the extrahepatic bile ducts. Cancer **89**：508-515, 2000.

* * *

特集

胆管内乳頭状腫瘍（IPNB）の病態と診療の現状

IPNBの歴史と将来への展望

中沼　安二[1]

　要約：肝内外の胆管内には，従来より乳頭状の増生パターンを示す腫瘍の存在することが知られている。国あるいは地域により，これらの腫瘍の疾患名称は異なっていたが，いずれも通常型の浸潤性胆道癌に比べ，術後の予後のよいことが知られていた。また，これら症例には前浸潤期（上皮内癌）が少なからずみつかること，異型度の低い症例があること，粘液の過剰産生を伴う例のあることなど知られていた。膵管内乳頭状粘液性腫瘍に類似する点も多く指摘されている。近年，これらの乳頭状を示す腫瘍を胆管内乳頭状腫瘍（IPNB）と呼ぶことが提案された。この疾患には，胆管内発育型の肝内胆管癌や乳頭型の肝外胆管癌，胆管乳頭腫および胆管乳頭腫症，粘液産生胆管腫瘍，胆管嚢胞腺癌（男性例，胆管腔と交通を示す例）が含まれる。IPNBは，非浸潤期（低異型度，高異型度＝上皮内癌），浸潤期（浸潤性癌を伴うIPNB）があり，浸潤性胆管癌へと進展する。今後，通常型の胆管癌とは別の腫瘍群としてIPNBを観察，診療，研究する必要性がある。

Key words：胆管内発育型肝内胆管癌，乳頭状胆管癌，胆管内乳頭状腫瘍，粘液囊胞状腫瘍

はじめに

　肝内外胆管系には種々の像を示す上皮性腫瘍が発生する。これらのなかで，胆管内腔に乳頭状の発育を示す一群の胆管上皮性腫瘍が存在する[1~3]。これらの腫瘍は通常型の胆管癌より，予後が良好であり，また特徴的で多彩な臨床病態を呈することが多く，これらの腫瘍に対して，国内外で多くの疾患名称が用いられてきた。我が国では胆管内に乳頭状に発育する症例は，ほぼ全例が悪性，腺癌と理解され，胆管癌あるいは胆道癌の一型として理解されて，胆管内発育型の肝内胆管癌あるいは乳頭型の胆道癌（肝外胆管癌，胆囊癌）とよばれてきた[4,5]。一方，欧米では，単発性の場合は胆管乳頭腫（biliary papilloma），多発性の場合は胆管乳頭腫症（biliary papillomatosis）とよばれ[6,7]，これらの腫瘍はslow growing, low gradeな腫瘍と考えられ，潜在的には悪性のポテンシャルがあり，浸潤例，転移例も報告されている。また，これとは別に，肝胆管囊胞腺腫/腺癌もあり，これら疾患の異同に関しては，必ずしも明快なものではなかった。

　近年，これらの乳頭状腫瘍あるいは囊胞性腫瘍（前浸潤性，浸潤性）を包括的に取り扱う疾患名として，胆管内乳頭状腫瘍（intraductal papillary neoplasm of bile duct：IPNB）および粘液囊胞性腫瘍（mucinous cystic neoplasm：MCN）がWHO2010消化器腫瘍分類で提唱された[8]。本稿ではIPNBの歴史を，胆道，とくに肝内外の胆管内に乳頭状に増殖する胆管上皮性の腫瘍を中心に述べる。さらに，従来より知られていた肝囊胞腺腫/腺癌，Albores-Saavedraらが提唱した胆道の乳頭状腺癌[9,10]，また粘液産生胆管腫瘍[11]などとの関連性にも触れる。また，IPNBの現状と将来の展望に関しても触れたい。

Histories and Prospective Futures of IPNB
Yasuni Nakanuma
1) 福井県済生会病院病理診断科（〒918-8503 福井市和田中町船橋7-1）

I. 胆管内で乳頭状の増殖を示す腫瘍：従来の見識

1. 胆管内発育型の肝内胆管癌および乳頭型の肝外胆管癌

従来，我が国では，胆管内の腫瘍のほとんどあるいはすべてが，悪性腫瘍，つまり腺癌と考えられ，これら腺癌は肉眼的な所見を中心に分類されてきた。すなわち，主として肝内胆管で増生する腺癌は，原発性肝癌取扱い規約では，胆管内発育型の肝内胆管癌[4,5]と分類され，また肝外胆管内腔に乳頭状に発育する腺癌は，胆道癌取扱い規約では乳頭型の肝外胆管癌とよばれる[5]。しかし，肝内胆管癌の肉眼分類の他の2型（塊状型や胆管浸潤型）あるいは胆道癌の肉眼分類の他の2型（結節型，平坦型）に比べ，胆管内発育型あるいは乳頭状型では外科的切除後の予後がよく，また乳頭状の非浸潤癌（in situ 癌）が少なからず存在することが知られていた。さらに，管腔内の乳頭状増殖部では低異型度で高分化の例や領域も少なからずみられ，症例によっては過剰の粘液産生を伴う症例や胆管の高度の拡張を伴う例も知られていた。

2. 胆管乳頭腫，胆管乳頭腫症および Albores-Saavedra らの乳頭状腺癌

これらの腫瘍は，主として，欧米で用いられていた疾患名であり，胆管内腔にみられ，単発性の胆管上皮の乳頭状腫瘍で，slow growing の組織像を示す例は，胆管乳頭腫と呼ばれていた[6,7]。これらの腫瘍が胆管系で多発する場合，乳頭腫症（biliary papillomatosis）とよばれ，異時性に多発する例も知られていた。粘液の過剰産生を伴い，胆管内腔の高度の拡張を伴う例もあり，これら症例は粘液性胆管乳頭腫症（mucinous biliary papillomatosis）とよばれていた。しばしば，周囲胆管粘膜に腫瘍性病変が進展しており，末梢の小型胆管内にも類似の病変がみられる例もある。胆管乳頭腫（症）では，組織形態，細胞形態は一見良性にみえるが，悪性のポテンシャルがあり，胆管壁に浸潤像を伴うことがあり，さらに長期の経過観察後に悪性化，浸潤転移を示す例があり，異型が目立ち，悪性化しつつあるものは悪性転化胆管乳頭腫（biliary papillomatosis undergoing malignant change）ともよばれていた。

また，Albores-Saavedra らは，胆囊および肝外胆管に発生する，肉眼的に同定される高分化乳頭状の腫瘍に着目し，これを乳頭状腺癌と呼ぶことを提唱し，数例の報告を行った。高分化な組織像であり，非浸潤例，微小浸潤例があり，外科的切除後の予後が良好であったとしている。これらの症例は膵の IPMN とは病理組織学的に異なっていたとしている。2000年のWHO 消化器腫瘍分類や米国の AFIP などに胆道癌の1型として記載されている[2]。

3. 胆管囊胞腺腫/腺癌

肝，胆管・胆道には上皮性腫瘍性囊胞（良性および悪性）がみられ，これらの多くは胆管囊胞腺腫/腺癌と診断されてきた。経験される症例のほとんどは粘液性囊胞であり，漿液性の囊胞性腫瘍は極めてまれである[12]。囊胞内面は，粘液染色陽性の腫瘍性円柱上皮で覆われ，化生性の変化を示す症例も知られている。胆管囊胞腺腫/腺癌は，男女にみられ，さらに胆管内腔と交通を示す症例も存在しヘテロな集団であることが指摘されていた[12]。

4. 粘液産生胆管腫瘍

胆管内に過剰の粘液産生・分泌を行い，貯留した粘液のため，病変部および周囲の胆管の拡張を示す胆管腫瘍であり[11]，椛野ら[11]は，臨床レベルにおいても認識しうるほどの多量の粘液を産生する胆管癌を粘液産生胆管癌と定義している。これらの症例のかなりの例は，病理組織学的に高分化型の乳頭状の腺癌であったとしているが，非浸潤例も少なくなく，10数パーセントは腺腫であったと述べている[11]。症例によっては，胆管内に粘液貯留が高度で，胆管の拡張を伴うが，胆管粘膜に腫瘍を肉眼的に同定しにくい症例があり，胆管粘膜が顆粒状あるいは平坦，結節性の部位でも顕微鏡的には乳頭状腺癌と診断される症例もあるとされている。

II. 新たな包括的な疾患概念の提唱と今後の展望

前述した胆管内の乳頭状の腫瘍は，種々の名称でよばれているが，肉眼像を含め共通した像あるいはオーバーラップする像が多い。これらの腫瘍は，異型度や表現型（胃型，腸型，胆膵型，好酸型など），進展度（病期）は異なるが，一つの腫瘍群をみている可能性が高い。とくに，いずれも非浸潤期および浸潤期が存在し，また高分化で異型度の低い例や領域のあること，粘液過剰産生を伴う例や胆管の囊状拡張のあることが特徴である。これら腫瘍は，胆管内の乳頭状腫瘍として出発し，多段階発癌経路を経て浸潤性胆管癌になると考えられる。

1. IPNB の提唱

著者らは，厚生労働省難治性疾患肝内結石症調査研究の一環として，台湾の Chang Gun 病院の肝内結石

表 1 IPNB の亜分類とその特徴

	1 型 IPNB（膵 IPMN 型）	2 型 IPNB（乳頭状胆管癌型）
IPMN への類似性	酷似	類似性乏しい
解剖学的好発部位	肝内胆管	肝外胆管
粘液過剰産生	しばしば	まれ
拡張胆管の形態	嚢状, 憩室状, 円筒状	円筒状, 紡錘状
上皮細胞異型（デスプラジア）	軽度/中等度〜高度	高度＞＞＞軽度/中等度
亜型	胃型, 腸型, 好酸型	腸型, 胆膵型
間質浸潤像	まれではない	しばしば

症, 肝内胆管癌症例を検討する機会があり, 肝内結石症合併例では, 胆管内に乳頭状に発育する胆管上皮性腫瘍が少なからず存在し, 粘液の過剰産生を伴い, これらは膵にみられる膵管内乳頭状粘液腫瘍（intraductal papillary mucinous neoplasm：IPMN）に形態学的, 形質的に類似することに注目し, これら症例を intraductal papillary neoplasm of the liver として報告した[13]。胆管系に膵 IPMN と類似の病変が存在することを世界ではじめて報告した論文と考えている。その後, 類似の腫瘍は肝外胆管にも認められるので intraductal papillary neoplasm of bile duct（IPNB）に訂正している[14]。

これら胆管上皮の乳頭状腫瘍群の臨床病理像は, 膵で経験される膵管内乳頭状粘液性腫瘍 IPMN に類似する。具体的な病変, 所見として以下のものがあげられる。

1）胆管内腔あるいは膵管内腔に乳頭状に増殖する腫瘍。
2）膵 IPMN にみられる腸型, 胃型, 胆膵型, 好酸型が IPNB でもみられる。
3）IPMN と同じく, 原発部位に隣接する胆管内面を癌細胞が上皮内進展あるいは粘膜内進展する像がみられ, 異時性, 同時性の多発例もある。
4）通常型胆管癌あるいは通常型膵癌に比べ, 外科的切除後の予後が良好。
5）IPNB でも過剰な粘液産生を示す例がみられる。しかし, 膵 IPMN ほど高率ではなく, 明瞭な過剰粘液産生を伴わない例もある。粘液過剰産生例では乳頭状の腫瘍部で胆管が嚢状の拡張を示す例が多い。
6）IPNB が浸潤性に発育する場合, 通常型の管状腺癌になる症例と粘液癌になる症例があり, 膵 IPMN でも類似の浸潤像が知られている。IPNB では, 圧倒的に管状腺癌の浸潤像が多い。TNM 分類で T 因子を考慮する際, 浸潤部が重要であり, 今後は浸潤部での病変を重視することが重要と思われる。

2．IPNB の亜分類：1 型および 2 型 IPNB

我が国を中心とした IPNB の研究の展開により, 2010 年 WHO 消化器腫瘍分類では, IPNB を胆管癌, 胆道癌の前癌病変, 前浸潤性病変の一つとして新たに記載した[8]。さらに, その後の研究により, 胆管内の非浸潤性の乳頭状腫瘍のなかには, 膵 IPMN に類似した症例と, やや異なる（あるいは膵ではまれにしか経験されない）症例のあることが明らかとなってきた[15]。後者には, 従来, Albores-Saavedra らにより報告された胆道系の乳頭状腺癌が含まれる[9,10]。

現在, 日本胆道学会および韓国胆道学会により, IPNB の日韓での合同研究が展開されているが, それに先立ち, 私を含めて日本から 4 人の胆道病理専門医, 韓国からも 4 名の胆道病理専門医が 2 回のコンセンサス会議を行い, WHO2010 の消化器腫瘍分類で提案された IPNB の疾患概念を, 具体的な症例を用いて検討した。そして, ①WHO の提案した IPNB が胆管に存在することを全員一致で確認した。しかし, 同時に, ②IPNB は, 病理学的にヘテロな集団であり, 従来の異型度（低異型度, 高異型度, 浸潤を伴う IPNB）, 亜型（胃型, 腸型, 胆膵型, 好酸型）分類に加え, 膵 IPMN への類似性に基づく亜分類（膵 IPMN に似ている IPNB 1 型（古典的な IPNB）, それに IPMN とやや異なる IPNB 2 型（Albores-Saavedra らの乳頭状腺癌を含む））が必要であることが, 共同声明の形で提案された[16]（表 1）。

1）1 型 IPNB（膵 IPMN 型）

膵 IPMN（主膵管型）に類似する IPNB であり, この型を 1 型 IPNB とよぶ。胃型, 腸型が多い（図 1a）。均質な組織像を示し, 1 型は肝内胆管に発生する例が多く, 過剰な粘液産生例も多く経験される。多くは高異型度と判断されるが, 低異型度の領域もしばしばみられ, また低異型度のみからなる症例もある。非浸潤期に切除される症例も多く含まれる。病変胆管は, 嚢状あるいは瘤状の拡張を示す例も含まれる。

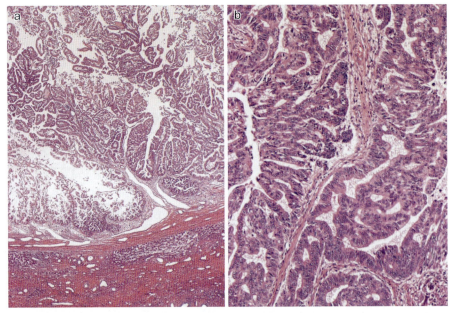

図1
a：肝内胆管内に乳頭状の増生を示す腫瘍をみる。低異型度，胃型，1型IPNB。HE染色。
b：肝外胆管に乳頭状の増生を示す腫瘍をみる。乳頭状に加え，篩状の配列が目立つ。高異型度，胆膵型，2型IPNB。HE染色。

2）2型IPNB（乳頭状胆道癌型）

膵臓でしばしば経験されるIPMNとは，やや異なる型である。しかし，これらの症例も，膵IPNMNとしてまれに経験される。従来，Albores-Saavedraらが（胆管内）乳頭状腺癌，乳頭状胆管癌と報告していた病変が含まれる[13,14]。この型を2型IPNB（乳頭状胆管癌型）とよぶ。組織像がやや複雑となり，充実性の部分や篩状の部分もみられる（図1b）。ほぼ全例，高異型度と判断さえ，肝外胆管に発生する例が多く，切除時，すでに浸潤像を伴う症例が多いが，非浸潤性の症例も経験される。腸型や胆・膵型の亜型を示す例が多く，過剰な粘液産生例は少ない。

3．IPNBと従来の胆管内での乳頭状腫瘍との関連性

WHO2010の消化器腫瘍分類で，IPNBが胆管癌の前癌病変，前浸潤性病変の一つとして提案され，また浸潤後は，IPNB associated with an invasive carcinomaと分類され，浸潤性胆管癌へと進展するプロセスが示された。これに関連して，2000年のWHO消化器腫瘍分類や米国のAFIPでの肝外胆管癌や胆嚢癌の項で記載されていた乳頭状腺癌[2]は，WHO2010の消化器腫瘍分類でIPNBに含まれている。今回の日韓の病理医の共同声明でも，2型としてIPNBに含まれることになった。また，WHOは粘液嚢胞性腫瘍（MCN）を嚢胞壁内に卵巣様間質を伴う腫瘍性疾患として定義しており，その後の検討の結果，肝胆道では女性に上皮下に卵巣様間質を伴うMCNは，女性に発生し，高異型度や浸潤例が少なく，まれな疾患であり，従来，胆管嚢胞腺腫/腺癌と診断されていた症例のほとんどは，過剰な粘液産生を伴う胆管，胆道内乳頭状腫瘍（粘液の過剰産生を伴う嚢胞形成性IPNB）であることが明らかとなっている[17]。なお，WHOは今後，胆管嚢胞腺腫/腺癌の名称を使用しないことを推奨している。

この結果，従来，種々の名称でよばれていた胆管内で乳頭状の増生を示す胆管上皮性の腫瘍の多くは，IPNBの示す，多彩な臨床病理像（後述に示す）のなかで理解できることになったと思われる。IPNBと従来の胆管内での乳頭状の形態を示す腫瘍との関連性を表2に示す。

しかし，IPNBはIPMNと比較して，同一症例の腫瘍内でも組織病変が不均一な例が少なくなく，また管状成分の出現も種々の程度にみられる。IPNBの観察には，組織学的亜型と異型度を考慮し，観察する必要がある。また，分化度のかなり低いIPNB例，管腔内に結節性の増生を示す浸潤性の通常型の胆管癌との鑑別，一部に乳頭状成分を伴う結節性の胆管癌との鑑別や関連性など，今後，検討しなければならない領域も多く残されている。また，今後の研究により，IPNBがさらに，細分化される可能性，あるいは別のカテゴリーで整理されるかもしれない。

4．IPNBの今後の展開

IPNBは，胆管内にみられる乳頭状，ポリープ状の腫瘍で，多くはその高さが5mm以上であり，細かく

表2 胆管内乳頭状腫瘍IPNBと従来の胆管内で乳頭状の発育を示す腫瘍との対比

胆管内乳頭状腫瘍（IPNB）	従来の胆管内での乳頭状腫瘍の分類
低異型度	胆管乳頭腫（症） 腺腫（乳頭状） 胆管嚢胞状腺腫 粘液産生腫瘍（腺腫）
高異型度	胆管乳頭腫（症） 乳頭型の胆道癌（非浸潤性） 胆管内発育型肝内胆管癌（非浸潤性） 乳頭状腺癌（非浸潤性） 胆管嚢胞状腺癌（非浸潤性） 粘液産生腫瘍（非浸潤性腺癌）
浸潤病変を伴う（associated with an invasive carcinoma）	悪性胆管乳頭腫（症） 乳頭型の胆道癌 胆管内発育型肝内胆管癌 浸潤性の乳頭状腺癌 胆管嚢胞状腺癌 粘液産生腫瘍（浸潤性乳頭状腺癌）

表3 画像と病理からみたIPNB

1. IPNB with mass (including cast-like nodule) with proximal bile duct dilatation
2. IPNB with mass and proximal and distal dilatation (with excessive mucin secretion)
3. IPNB with cystic lesions, mainly in the liver with papillary nodular lesion
4. IPNB with macroinvasion in the liver
5. Others

分岐した狭い線維性芯があり，その表面は胆管由来の高分化な上皮で覆われている．化生上皮で覆われている例もある．その属性，特徴を理解し，今後，IPNBを観察する必要がある．今後の検討課題であるが，代表的な観察項目，記載項目を以下に示す．これらの観察を介して，IPNBに関する多くの情報が得られると期待したい．

1）IPNBの病理学的な特徴，属性
①胆道系での部位（肝内胆管 vs 肝外胆管）
②腫瘍の数：単発性，多発性（同時性，異時性）
③腫瘍の大きさ（i．病変部胆管が膨張性，紡錘形の拡張示す例ではIPNBの高さ，ii：嚢胞性病変を形成する例では，嚢胞性病変全体の大きさとIPNBの大きさ）
④異型度（低異型度（low grade dysplasia），高異型度（high grade dysplasia）＝上皮内癌）および間質浸潤の有無（associated with an invasive carcinoma）とその程度（発生する胆道系での部位により，胆道癌取扱い規約，原発性肝癌取扱い規約あるいはTNM分類に従う）
⑤粘液の過剰産生の有無
⑥表現型による亜型分類（胆膵型，胃型，腸型，好酸型）
⑦膵IPMNへの類似性：IPNB 1型，IPNB 2型（表2）

Ⅲ．IPNBと胆管系：病理および画像との関連性（pathologic-radiologic correlation）

IPNBの発生部位，大きさ，粘液過剰産生など，症例により特徴的な胆管造影像を示す．つまり，胆管は胆管内に発育した腫瘤そのものの鋳型状の増殖のため，胆管径は大きくなり，その分，拡張する．また，これによる胆管の閉塞や胆汁流の異常に伴い，近位側の胆管は2次的に拡張する．さらに，粘液の過剰産生に伴い，病変部，近位側，遠位側の胆管は，種々の拡張を示し，肝内胆管では嚢状あるいは多房性の拡張となる．肝内では，IPNBの浸潤部が腫瘤を形成する例もある．最近，世界的に，放射線の領域では表3に示すIPNBの画像と病理を中心に，いくつかの病型が提案されている[18,19]．我が国でも，今後，画像—病理の連携の観点からの検討が必要と思われる．

Ⅳ．IPNBの今後の展開

胆管癌の先行病変，前浸潤性病変として，前述したIPNBとMCN，それに顕微鏡レベルで同定される胆管上皮内異型病変（biliary intraepithelial neoplasm：BilIN）が知られている．これらのなかで，IPNBは胆管癌の10％位の頻度で観察されるとされており，表現型，また亜型，異型度が解剖学的な部位により異なっており，これらの特性に基いて検討する必要がある．また，IPNBは特異な発癌経路を示す疾患であり，通常の胆管癌，胆道癌とは区別して観察，診療，研究する必要がある．

おわりに

肝内外の胆管系において，胆管内腔に乳頭状に発育する胆管上皮性の腫瘍がある．低〜高異型度の組織像，浸潤例と非浸潤例，過剰な粘液産生，膵IPMNへの類似性など，特徴的で多彩な臨床病理像を呈し，従

来，我が国および外国で種々の疾患名称が用いられてきた．2010年のWHOの消化器腫瘍分類および最近，発表された日韓の胆道病理による共同声明により，これらの腫瘍を胆管内乳頭状腫瘍（IPNB）と呼称し，低〜高異型度（高異型度は上皮内癌），浸潤性病変を伴う例，さらに4種のサブタイプに加え，膵IPMNに似るIPNB 1型と以前，Albores-Saavedraらが提唱した乳頭状腺癌であるIPNB 2型に亜分類できることが提唱された．今後，これらの属性，亜分類などを組み合わせたIPNBの観察，診断を日常臨床に応用することを推奨したい．

参考文献

1) Bosman FT, Cameiro FC, Hruban RH, eds.：World Health Organization classification of tumours. Pathology and genetics of tumours of the digestive system. 4th ed. IARC press, Lyon, 2010.

2) Nakanuma Y, Sudo Y：Biliary tumors with pancreatic counterparts. Semin Diagn Pathol 34：167-175, 2017.

3) Nakanuma Y, Uesaka K, Miyayama S, et al.：Intraductal neoplasms of the bile duct. A new challenge to biliary tract tumor pathology. Histol Histopathol 32：1001-1015, 2017.

4) 日本肝癌研究会編：原発性肝癌取扱い規約．第6版，金原出版，2015，東京．

5) 日本胆道外科研究会編：胆道癌取扱い規約．第6版，2013，金原出版，東京．

6) Lee SS, Kim MH, Lee SK, et al.：Clinicopathologic review of 58 patients with biliary papillomatosis. Cancer 100：783-793, 2004.

7) Yeung YP, AhChong K, Chung CK, et al.：Biliary papillomatosis：report of seven cases and review of English literature. J Hepatobiliary Pancreat Surg 10：390-395, 2003.

8) Hamilton SR, Aaltonen LA：Tumours of the Digestive System. World Health Organization of Tumours eds., 173-180, IARC Press, Lyon, 2000.

9) Albores-Saavedra J, Murakata L, Krueger JE, et al.：Noninvasive and minimally invasive papillary carcinomas of the extrahepatic bile ducts. Cancer 89：508-515, 2000.

10) Hoang MP, Murakata LA, Katabi N, et al.：Invasive papillary carcinomas of the extrahepatic bile ducts：a clinicopathologic and immunohistochemical study of 13 cases. Mod. Pathol 15：1251-1258, 2002.

11) Shibahara H, Tamada S, Goto M, et al.：Pathologic features of mucin-producing bile duct tumors：two histopathologic categories as counterparts of pancreatic intraductal papillary-mucinous neoplasms. Am J Surg Pathol 28：327-338, 2004.

12) Devaney K, Goodman ZD, Ishak KG：Hepatobiliary cystadenoma and cystadenocarcinoma. A light microscopic and immunohistochemical study of 70 patients. Am J Surg Pathol 1994；18：1078-1091, 1994.

13) Chen TC, Nakanuma Y, Zen Y, et al.：Intraductal papillary neoplasia of the liver associated with hepatolithiasis. Hepatology 34：651-658, 2001.

14) Zen Y, Fujii T, Itatsu K, et al.：Biliary papillary tumors share pathological features with intraductal papillary mucinous neoplasm of the pancreas. Hepatology 44：1333-1343, 2006.

15) Nakanuma Y, Kakuda Y, Uesaka K, et al.：Characterization of intraductal papillary neoplasm of bile duct with respect to histopathologic similarities to pancreatic intraductal papillary mucinous neoplasm. Hum Pathol 51：103-113, 2016.

16) Nakanuma Y, Jang KT, Fukushima N, et al.：A statement by the Japan-Korea expert pathologists for future clinicopathological and molecular analyses toward consensus building of intraductal papillary neoplasm of the bile duct through several opinions at the present stage. J Hepatobiliary Pancreat Sci 25：181-187, 2018.

17) Quigley B, Reid MD, Pehlivanoglu B, et al.：Hepatobiliary Mucinous Cystic Neoplasms With Ovarian Type Stroma (So-Called "Hepatobiliary Cystadenoma/Cystadenocarcinoma")：Clinicopathologic Analysis of 36 Cases Illustrates Rarity of Carcinomatous Change. Am J Surg Pathol 42：95-102, 2018.

18) Luvira V, Somsap K, Pugkhem A, et al.：Morphological Classification of Intraductal Papillary Neoplasm of the Bile Duct with Survival Correlation. Asian Pac J Cancer Prev 18：207-213, 2017.

19) Ying S, Ying M, Liang W, et al.：Morphological classification of intraductal papillary neoplasm of the bile duct. Eur Radiol 28：1568-1578, 2018.

*　　*　　*

特集

胆管内乳頭状腫瘍（IPNB）の病態と診療の現状

IPNBの新たな組織分類の提唱—日韓共同研究も含めて—

窪田　敬一[1]・中沼　安二[2]・乾　和郎[3]・海野　倫明[4]

　要約：胆管内乳頭状腫瘍（IPNB）は膵管内乳頭粘液性腫瘍（IPMN）に病理学的に類似した，胆管内に有茎性のpapillary-villous growthを呈し，組織学的または肉眼的に粘液の産生があり，種々の程度の紡錘状または囊胞状胆管拡張を呈することもある前浸潤性病変である。しかし，病理所見，粘液産生の有無，腫瘍の発生部位に報告により差がある。病理学的診断基準を再評価するため，日韓共同研究（支援：日本胆道学会，韓国肝胆膵外科学会）を行った。病理学的に，TypeⅠ（IPMNに類似），TypeⅡ（IPMNの組織像とはやや異なり，従来，乳頭型胆管癌とよばれていた胆道内腔腫瘍に相当する）に分類すると，TypeⅠ IPNBは主に肝内胆管にみられる非浸潤性乳頭状腫瘍で，線維性血管芯を有し，粘液産生が著明なものが多い。一方，TypeⅡ IPNBはさまざまな太さの血管芯を伴い，不規則な分岐を示し，肝外胆管に発生する例が多く，診断時，浸潤像を呈する例が少なくない。今後，TypeⅠとTypeⅡに分類して検討することが，IPNBの概念を明確にするうえで重要であろう。

　Key words：胆管内乳頭状腫瘍，前浸潤性病変，前癌病変，乳頭型胆管癌

はじめに

　胆管内乳頭状腫瘍（intraductal papillary neoplasm of the bile duct：IPNB）は，Chen, Nakanumaら[1]により，肝内結石症例で粘液を産生する腫瘍が好発し，膵管内乳頭粘液性腫瘍（intraductal papillary mucinous neoplasm：IPMN）に病理学的に類似した病変であることが報告されてから，前浸潤性病変として注目されるようになった。2010年WHO消化器腫瘍分類では，前癌病変として，胆管内上皮内腫瘍（biliary intraepithelial neoplasia：BilN），IPNB，粘液囊胞性腫瘍（mucinous cystic neoplasm：MCN）の3疾患が提示された[2]。IPNBの概念は拡大され，肝内の囊胞性病変で卵巣様間質のない病変，すなわち，肝癌取り扱い規約で囊胞腺腫，囊胞腺癌と分類される病変もIPNBの亜型と考えられるようになった[3]。

　しかし，どのような病変をIPNBと診断するのか依然として一定のコンセンサスは得られていない状況である。日本胆道学会は，2010年（粘液産生胆道腫瘍の全国調査），2014年（シングル-トピック　カンファレンス"IPNBとは何か"），2016年（IPNBに関する日韓共同研究）を施行してIPNBの診断，病態の解明をめざし，そして，IPNBの新たな組織分類を提示するに至った。本稿では，日本胆道学会によるIPNBに対する取り組み，日韓共同研究により提示された新組織分類，現時点での問題点などについて概略することにする。

Ⅰ．2010年WHO消化器腫瘍分類

　2010年WHO消化器腫瘍分類によると，IPNBは胆管内に有茎性のpapillary-villous growthを呈し，組織学的または肉眼的に粘液の産生があり，種々の程度の紡錘状または囊胞状胆管拡張を呈し，多胞性囊胞性変

Proposal of New IPNB Classification Based on Histological Findings
Keiichi Kubota et al
1) 獨協医科大学第二外科（〒321-0293 下都賀郡壬生町北小林880）
2) 福井済生会病院病理部
3) 藤田保健衛生大学坂文種報德會病院消化器内科
4) 東北大学大学院・外科病態講座・消化器外科学分野

化を呈することもある前浸潤性腫瘍，と定義され，線維性血管芯を有することが特徴である．四つのphenotype (pancreatobiliary type, intestinal type, oncocytic type, gastric type) が認められる[2]．肝内胆管，肝外胆管の腫瘍はほぼ同様に膵のIPMNに準じて分類されている．以前，biliary papillomatosisとよばれた病変もIPNBに含まれる．この分類の特徴は，前浸潤性病変として，BilIN, IPNB, MCNの三つの疾患概念を提示した点であり，BilINとIPNBがおのおの浸潤性の結節型胆管癌，乳頭型胆管癌に進展していくと考えられており，胆管癌発生過程を理解するうえで重要な疾患概念である[4,5]．また，肝内病変は肝内結石，肝外病変は結石，肝吸虫，が併存する例が知られている．我が国では，欧米でのhigh-grade intraepithelial neoplasiaは上皮内癌として扱われる．この診断基準が日本の多くの施設で採用されているが，捉え方が施設により若干異なっている可能性がある．

II．粘液産生胆道腫瘍に関する全国調査

全国調査により明らかになった粘液産生胆道腫瘍の臨床的特徴は，平均年齢は65歳，男女比は3：2，喫煙，飲酒とは有意な相関はなく，診断時症状として，肝機能異常（22％），腹痛（24％），黄疸（16％），発熱（12％）などが認められ，とくに粘液産生の顕著な症例では，胆管炎，総胆管結石様症状で発症し，60～70％は肝左葉に発生する，ということであった[6]．拡張した胆管内には乳頭状の隆起が認められた．119例の検討では，low or intermediate grade 53例，high grade 23例，invasive carcinoma 43例，また，phenotypeは，pancreatobiliary type 51例，intestinal type 33例，oncocytic type 23例，gastric type 12例であった．1年，5年，10年生存率は，96％，84％，81％，であり，予後は良好であった（図1）．

III．シングル-トピック カンファランス

2014年，日本胆道学会により，"IPNBとは何か"というシングル-トピック カンファランスが開催された．どのような病変をIPNBとするのか，逆にIPNBとしないのか，という質問に対して，多くの施設がWHO2010年の消化器腫瘍分類に記載された病理学的診断基準に準拠するという答えであった．しかし，その捉え方には差が認められた．すなわち，病理医により，血管芯の太さ，細胞異型度，浸潤の程度，などの解釈の仕方が異なり，IPNBの診断が一定しないこと

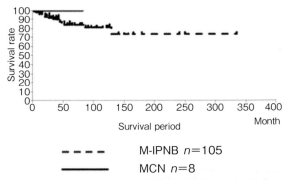

図1 IPNBとMCNの生存曲線（文献6より引用）

が明らかになった．一方で，IPNBは胆管癌の早期病変をみているだけなので，早期胆管癌と呼称すればよいという意見も認められた．しかし，明らかに腺腫と診断できる症例があるという意見があり，そのような場合，早期胆管癌病変という表現では不適切になる．また，欧米では，上皮内癌は癌とよばず，high grade dysplasiaと診断する．したがって，IPNBという名称は必要だとも考えられる．さらに，膵のIPMNに類似した病変のみをIPNBとするという意見もあった．いずれにせよ，このカンファランスで病理医間での見解の相違があることが浮き彫りになった．

IV．粘液産生，発生部位の臨床的意義

IPNBの中には，粘液産生が著明なものとないものがある．Ohtsukaら[7]は肉眼的粘液産生よりIPNBを検討したところ，粘液産生のあるものは，IPMNに類似し，上皮内癌またはわずかに浸潤した癌が多かった．一方，粘液産生のないものは，浸潤を示す癌であった，と報告している．粘液産生の有無が進行度に関係することを示唆すると考えられる．また，発生部位によりIPNBの特性が異なることが注目された．Nakanumaら[4]は，IPNBを組織学的にIPMNにどの程度類似しているかにより，group A (identical to IPMN), group B (similar to but slightly different from IPMN), group C (vaguely similar to IPMN), group D (different from IPMN) に分類したところ，group Aの症例は，主に肝内胆管または肝門部領域胆管に存在し，low/intermediateまたは浸潤のないhigh gradeの症例であり，group C, Dでは，肝門領域胆管または遠位胆管に存在し，high gradeな症例が多かったと報告している．粘液産生の有無，発生部位を考慮して，IPNBを見直す必要がある．

表1 IPNBの亜分類とその特徴

	TypeⅠ IPNB（膵型）	TypeⅡ IPNB（非膵型）
IPMNへの類似性	酷似	類似性乏しい
解剖学的好発部位	肝内胆管	肝外胆管
粘液過剰産生	しばしば	まれ
拡張胆管の形態	囊状，憩室状，円筒状	円筒状，紡錘状
上皮細胞異型	軽度/中等度～高度	高度＞軽度/中等度
亜型	胃型，腸型，好酸型	腸型，胆膵型
間質浸潤像	時々	しばしば

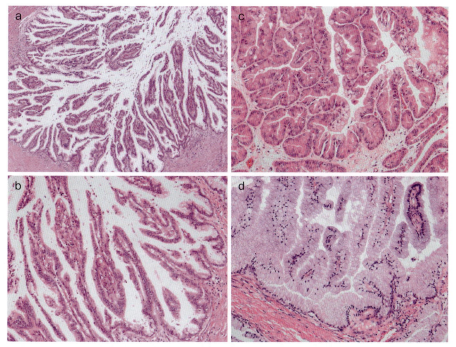

図2 TypeⅠ IPNB組織所見（文献8より引用）
a，b：腫瘍細胞は乳頭状構造を示す。
c：Phenotypeはoncocytic typeであり，管状構造をもつ複雑な形態を呈している。
d：Low/intermediate-grade dysplasiaも認められる。

V．日韓共同研究と新組織分類

1．日韓共同研究

IPNBの病理学的診断基準の再評価，それに基づく臨床的特徴を再検討するため，世界的に見て多くの症例数を有する日本と韓国で共同研究（支援：日本胆道学会，韓国肝胆膵外科学会）を行うことになった。組織診断基準は，仙台，ソウルで検討会を開催し，その後意見交換を繰り返し，ある程度のconsensusと現時点での問題点を提示することができた。病理医は日本から4名，韓国から4名参加して，全員でさまざまな症例を検討した。そこでも病理医間でIPNBの捉え方が大きく異なることが再認識させられたが，ある一定のコンセンサスに到達することができた[8]。

一方，症例は各施設でIPNBとする症例の臨床データ，病理標本を提出していただいた。日本で収集した病理標本は，得られたコンセンサスに基づき，4名の病理医により評価された。

2．新組織分類

2010年WHO消化器腫瘍分類に記載された基準により診断されたIPNBは胆管内の乳頭状，絨毛状腫瘍で繊細な線維性血管芯を覆い，2型に分類されるというコンセンサスに到達した（表1）。

1）TypeⅠ IPNB

膵IPMN（主膵管型）に類似するIPNBで主に肝内胆管にみられる。この病変は基本的には腫瘍上皮に被覆された比較的単調な増殖形態を示す乳頭状腫瘍であり，狭い線維性血管芯を有する（図2）。管状成分は50％以下であり，粘液産生が著明なものが多い。多く

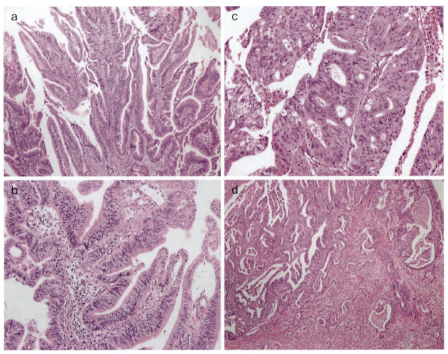

図3 Type II 組織所見（文献8より引用）
a，b：乳頭状構造を呈しているが，分岐は不規則で太い線維血管芯が認められる．
d：浸潤癌も認められる．

の症例は high grade dysplasia に分類される領域が多くみられるが，同時に low-intermediate-grade dysplasia の領域も含む．Low/intermediate-grade neoplasia のみの例も認められ，多段階発癌を示唆する所見がみられる．微小浸潤は約半数以下の例でみられる．

2）Type II IPNB

Albores-Saavedra ら[9]が（胆管内）乳頭型腺癌と報告した病変である．さまざまな太さの血管芯を伴い，不規則な分岐を示す．膵 IPMN とはやや異なる像を示し，乳頭状構造を示す成分が50%以上で，高さが5mm 以上である病変とする（図3）．肝外胆管に発生する例が多く，浸潤像を呈する例が多く，約80%の症例で浸潤像がみられる．

3．日韓共同研究の進捗状況

日本サイドの臨床データの解析は終了して，昨年の日本胆道学会で発表した．韓国サイドのデータ解析も完了しており，現在，両国のデータを統合して解析しているところである．その後，論文化する予定である．

4．明らかになった問題点

どのような病変を IPNB とよぶのかに関して，Type I のみを IPNB とする立場[10]と，胆管内の乳頭状発育を示す前浸潤性病変 Type I，Type II を合わせて IPNB とする立場[4]があることが分かった．そして，Type I か Type II に明確に分類できない gray zone の症例の検討が今後必要である．また，Type II と通常型胆管癌の内，胆管腔内でポリープ状あるいは隆起性の形態を示し，乳頭・管状腺癌成分を含む例との鑑別が難しい症例もある．

おわりに

IPNB を組織学的に膵 IPMN への類似性から Type I と Type II に分類して，臨床的，病理学的特徴を検討していくことで，どのような病変を IPNB とするべきか明確になってくるであろう．この分類は決定的なものではなく，今後胆管内乳頭状病変を理解していくうえで，早期胆管癌病変とよぶほうが適切だとする意見も踏まえ，前浸潤性病変としての IPNB，BilIN，MCN の胆管癌の多段階発癌を考えるうえでの意義，さらに，Type II IPNB としたものを IPNB とよんでいいのか，例えば，胆嚢のように intracystic papillary neoplasia のように別の胆管・胆道内乳頭状腫瘍とよぶのか，を幅広く議論していき，IPNB の臨床・病理学的重要性が明らかになることを期待している．

参考文献

1) Chen TC, Nakanuma Y, Zen Y, et al.：Intraductal papillary neoplasms of the liver associated with hepatolithiasis. Hepatology **34**：651-658, 2001.
2) Nakanuma Y, Curado M-P, Franceschi S, et al.：Intra-

hepatic cholangicarcinoma.(Eds) Bosman FT, Carneiro F, Hruban RH, Theise ND. WHO Classification of Tumours of the Digestive System (4th). 217-224, WHO, 2010.

3) Zen Y, Fujii T, Itatsu K, et al. : Biliary cystic tumors with bile duct communication : a cystic variant of intraductal papillary neoplasm of the bile duct. Mod Pathol **19** : 1243-1254, 2006.

4) Nakanuma Y, Kakuda Y, Uesaka K, et al. : Characterization of intraductal papillary neoplasm of bile duct with respect to histopathologic similarities to pancreatic intraductal papillary mucinous neoplasm. Hum Pathol **51** : 103-113, 2016.

5) Schlitter AM, Born D, Bettstetter M, et al. : Intraductal papillary neoplasms of the bile duct : stepwise progression to carcinoma involves common molecular pathways. Mod Pathol **27** : 73-86, 2014.

6) Kubota K, Nakanuma Y, Kondo F, et al. : Clinicopathological features and prognosis of mucin-producing bile duct tumor and mucinous cystic tumor of the liver : a multi-institutional study by the Japan Biliary Association. J Hepatobiliary Pancreat Sci **21** : 176-185, 2014.

7) Ohtsuka M, Kimura F, Shimizu H, et al. : Similarities and differences between intraductal papillary tumors of the bile duct with and without macroscopically visible mucin secretion. Am J Surg Pathol **35** : 512-521, 2011.

8) Nakanuma Y, Jang KT, Fukushima N, et al. : A statement by the Japan-Korea expert pathologists for future clinicopathological and molecular analyses toward consensus building of intraductal papillary neoplasm of the bile duct through several opinions at the present stage. J Hepatobiliary Pancreat Sci **25** : 181-187, 2018.

9) Albores-Saavedra J, Murakata L, Krueger JE, et al. : Noninvasive and minimally invasive papillary carcinoma of the extrahepatic bile ducts. Cancer **89** : 508-515, 2000.

10) Fujikura K, Fukumoto T, Ajiki T, et al. : Comparative clinicopathological study of biliary intraductal papillary neoplasms and papillary cholangiocarcinomas. Histopathology **69** : 950-961, 2016.

* * *

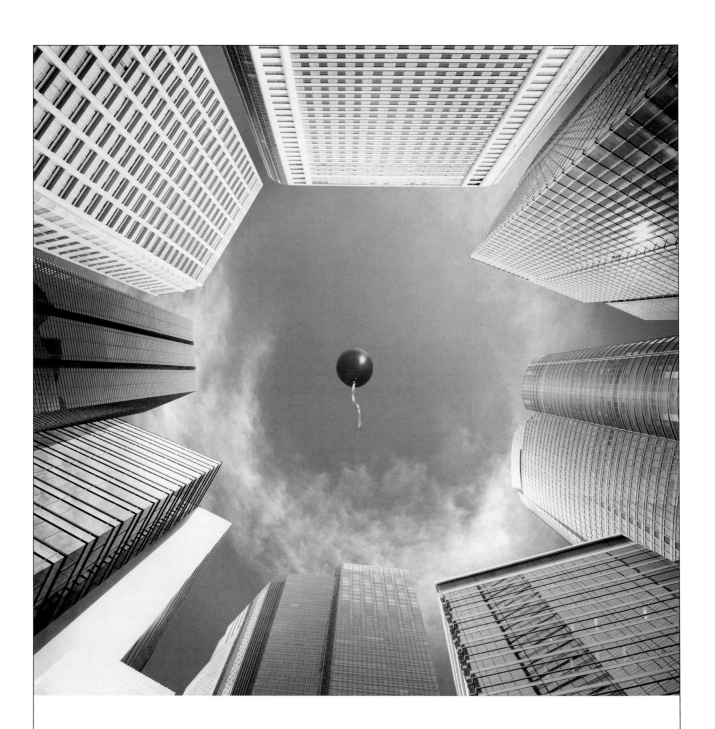

プロトンポンプ・インヒビター　エソメプラゾールマグネシウム水和物カプセル・懸濁用顆粒

ネキシウム® カプセル10mg/20mg
懸濁用顆粒分包10mg/20mg

薬価基準収載

処方箋医薬品注)
注)注意―医師等の処方箋により使用すること

効能・効果、用法・用量、効能・効果に関連する使用上の注意、禁忌を含む使用上の注意等については添付文書をご参照ください。

販売元(資料請求先)

第一三共株式会社
東京都中央区日本橋本町3-5-1

製造販売元(資料請求先)
アストラゼネカ株式会社
大阪市北区大深町3番1号
0120-189-115
(問い合わせフリーダイヤル メディカルインフォメーションセンター)

2018年6月作成

特集

胆管内乳頭状腫瘍（IPNB）の病態と診療の現状

胆管内乳頭状腫瘍の病理診断

全　陽[1]

要約：胆管内乳頭状腫瘍（intraductal papillary neoplasm of the bile duct：IPNB）は胆管内乳頭状増殖を特徴とし，細い線維性隔壁を有し，腫瘍内で均一な整然とした増殖様式を示す。胆管内乳頭状増殖を示す腫瘍でも，不規則な乳頭構築や，管状増殖を伴う腫瘍はIPNBから区別して乳頭型胆管癌と診断する必要がある。この厳密な定義を用いると，IPNBと乳頭型胆管癌の頻度は1：2で，全胆道腫瘍の約5％がIPNBと診断される。さらに，IPNBと乳頭型胆管癌は，粘液過剰産生の頻度，発生部位，深達度，腫瘍細胞の形質，予後に関して大きな違いがみられる。一方，乳頭型胆管癌と非乳頭型胆管癌の違いは少ない。今後は，厳密な定義を用いて診断されたIPNB症例の蓄積，解析が求められるだろう。

Key words：IPNB，乳頭型胆管癌，肝内胆管癌

はじめに

　胆管内乳頭状腫瘍（intraductal papillary neoplasm of the bile duct：IPNB）は2001年に疾患概念が提唱され[1]，これまで多数の報告例がある[2〜5]。しかし，IPNBの概念や定義が統一されているとはいいがたいのが現状である。本邦でも，IPNBの捉え方に関しては施設間で違いがあり，以下の三つの考え方に分類できる[6]。一つ目は胆管内に乳頭状増殖を示す腫瘍をすべてIPNBとする立場，二つ目はIPNBという概念を認めずすべて胆道癌と解釈する立場，三つ目は厳密な定義に基づいて限られた症例にのみIPNBの診断名を用いるという考えである[6]。筆者は，三つ目の立場を支持しており，本稿ではその診断基準と，その基準で診断したIPNB症例の特徴を解説する。とくに，IPNBと乳頭型胆管癌の区別の重要性を強調したい。

I．IPNBの定義と診断

　WHO分類ではIPNBは以下の通り定義されている。"Intraductal papillary neoplasm of the bile ducts includes the previous categories of biliary papilloma and papillomatosis, and is characterized by dilated intrahepatic bile ducts filled with a noninvasive papillary or villous biliary neoplasm covering delicate fibrovascular stalks.（以下略）"[7]。この記述に基づくとIPNBは胆管内に乳頭状増殖を示す上皮内腫瘍で，組織学的に細い線維血管性の茎を有する腫瘍と定義されていることになる。粘液過剰産生はしばしばみられるものの診断には必須とはされていない。

　われわれはこの定義をさらに厳密にし，乳頭状構築の規則性がよく保たれているものに限ってIPNBとすべきと考えている。すなわち，乳頭構築が整然と規則的で，腫瘍のどの部位を見ても均一な増殖様式を示す腫瘍である。この基準から外れ，管状や充実性増殖を伴うもの，不規則な分岐を示すもの，茎の太い乳頭構築を呈する腫瘍はIPNBではなく，乳頭型胆管癌と診断すべきと考えている（図1）[8]。IPNBの肉眼像と組織所見を図2に，乳頭型胆管癌の代表的な病理像を図3に提示する。より詳細な病理学的基準に関する記述は，われわれの最近の報告を参照いただきたい[8]。

Histopathological Diagnosis of Biliary Intraductal Papillary Neoplasm

Yoh Zen

[1] 神戸大学病理診断科（〒650-0017 神戸市中央区楠町7-5-2）

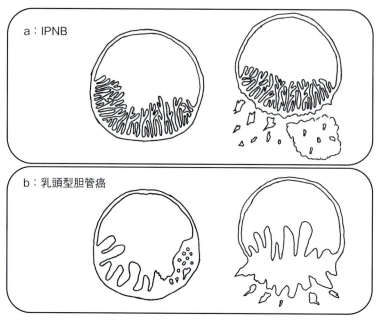

図1 IPNBと乳頭型胆管癌の増殖様式のシェーマ
a：IPNBでは茎の細い乳頭状増殖を示し，腫瘍全体で均一な増殖態度を示す（左）。浸潤癌合併例でも，IPNBと認識できる胆管内腫瘍は残存する（右）。
b：乳頭型胆管癌では乳頭構築の茎が太く，管状・充実性増殖を伴うことがある（左）。胆管内病変と浸潤巣が連続性にみられ，両者の境界が不鮮明である（右）。

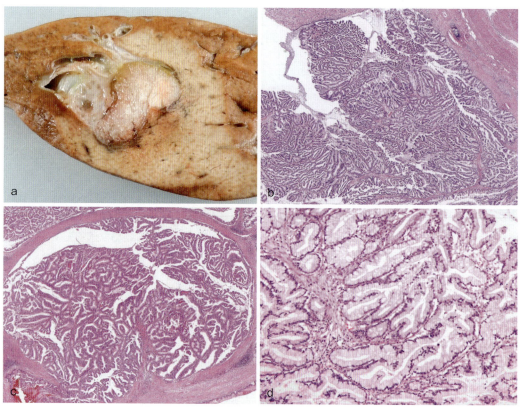

図2 IPNBの肉眼・組織所見（文献8より引用）
a：拡張した肝内胆管内に微細な乳頭状増殖を示す腫瘍をみる。
b，c：腫瘍細胞が規則的な乳頭状増殖を示す。線維性茎は細く，この拡大ではほとんど確認できない。
d：腫瘍細胞は細胞内粘液を有する。

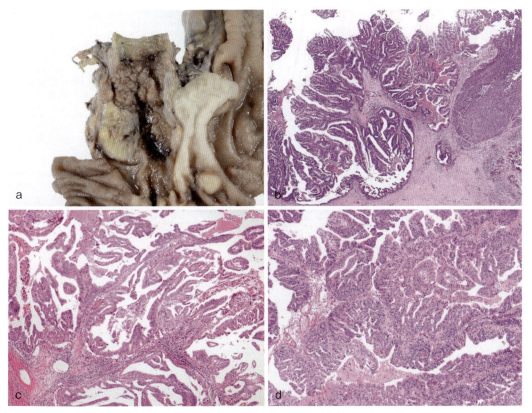

図 3 乳頭型胆管癌の肉眼・組織所見（文献 8 より引用）
a：肝外胆管内に乳頭状の腫瘍がみられるが，マクロ形態はIPNBよりも固い印象で，より結節型に近い。
b：乳頭状増殖に加えて，管状や充実性増殖をみる。
c, d：乳頭構築は不整な分岐を示す。

　IPNBと診断された症例は，腫瘍細胞の形態に基づいて，胆膵型，腸型，胃型，オンコサイト型に分類される（図4）。胆膵型は胆管上皮に類似した形態を示し，円柱状の腫瘍細胞で，好酸性の細胞質と類円形核が観察される。腸型の腫瘍は大腸の腺腫・腺癌に類似し，核の偽重積があり，杯細胞が介在し，また内腔面に刷子縁が見られる。胃型の症例は，胃腺窩上皮に類似した腫瘍細胞からなり，細胞内粘液が豊富で，核は基底側に位置する。オンコサイト型は，立方状の腫瘍細胞の中央に類円形核がみられ，細胞質は強い好酸性変化を示す。この基準は，膵の intraductal papillary mucinous neoplasm (IPMN) と同じである。また，上皮内腫瘍は低異型度と高異型度に分類される。膵IPMNと異なり，IPNBのほとんどの症例は少なくとも一部に高異型度成分を含有する。

　IPNBが浸潤癌を合併すると，管状腺癌や粘液癌の形態となる。そういった腫瘍はIPNB with an associated invasive cancer と診断されることになる。たとえ浸潤癌が広範にみられても，IPNBと認識できる規則的な乳頭状構築が胆管内に残存する。

II．IPNBと乳頭型胆管癌の違い

　このような基準で診断すると，IPNBと乳頭型胆管癌の頻度や約1:2となる。すなわち，胆道癌（末梢型肝内胆管癌と胆嚢癌を除く）のうち15％が何らかの胆管内乳頭状増殖を示し，そのうち1/3（5％）がIPNBで，2/3（10％）が乳頭型胆管癌となる（図5）。前に述べたIPNBの考え方のうち，胆管内に乳頭状増殖を示す腫瘍をすべてIPNBとする基準に基づくと，15％を占める乳頭状腫瘍すべてがIPNBとなることになる。

　この厳密な基準でIPNBを診断すると，IPNBと乳頭型胆管癌にはさまざまな違いがある。粘液の過剰産生はIPNBの70％に，乳頭型胆管癌の5％にみられ，圧倒的にIPNBで頻度が高い[8]。発生部位に関しては，IPNBの約75％は肝内に発生し，約25％は肝門部にみられる。一方，乳頭型胆管癌の約75％は肝外胆管にみられ，肝門部胆管発生例は25％程度である[8]。遠位胆管発生のIPNBや肝内胆管発生の乳頭型胆管癌はまれである。

　病理学的にIPNBは腫瘍細胞の形態に基づいて胆膵型，腸型，胃型，オンコサイト型に分類されるが，同

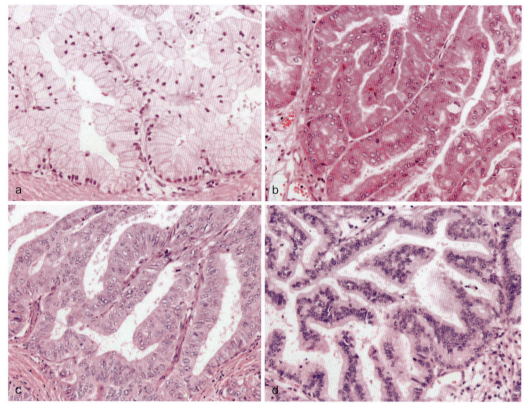

図4 IPNBの腫瘍細胞分類（文献8より引用）
IPNBは胃型（a），オンコサイト型（b），腸型（c），胆膵型（d）に分類される。

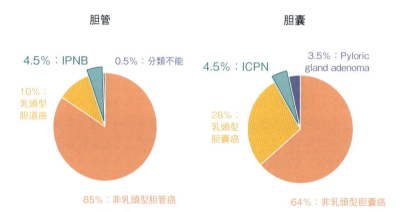

図5 胆管腫瘍におけるIPNBの頻度，胆囊腫瘍におけるICPNの頻度
両者の頻度は4.5%とほぼ同じである。一方乳頭型癌の頻度が胆囊では高くなる。

じ基準を乳頭型胆管癌にあてはめると，胆膵型と腸型の腫瘍はみられるが，胃型やオンコサイト型の腫瘍はみられない。診断時の深達度に関しては，IPNBの半数は非浸潤性腫瘍で，一方，乳頭型胆管癌の50%は胆管壁を超えた浸潤がみられる[8]。また，IPNBは全例少なくとも高異型度上皮内腫瘍（上皮内癌）であるが，10%の症例で，低異型度成分を有する。

免疫染色の結果も二つの腫瘍で大きく異なる。図6に示す通り，MUC1，MUC2，MUC5AC，MUC6，CK20の発現が有意に異なる。一方，乳頭型胆管癌と非乳頭型胆管癌ではCK7とCK20の発現に差がみられるが，IPNBと乳頭型胆管癌との違いに比べると差が少ない。さらに，免疫染色結果に基づいて胆道腫瘍をクラスター解析すると，腫瘍が二つのクラスターに分類される（図7）。小さいほうのクラスターのほとんどはIPNBからなり，大きいほうのクラスターには乳頭型胆管癌と非乳頭型胆管癌ランダムに分布する。この結果は，腫瘍細胞の形質のみに基づいてもIPNBは他の腫瘍に比しいてユニークな特徴を有していることを示唆している。一方，乳頭型胆管癌は非乳頭型胆管癌

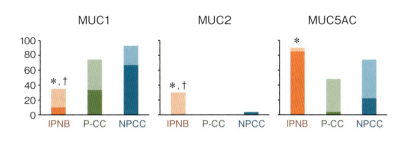

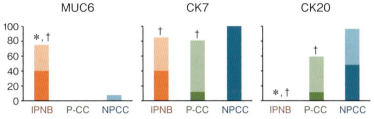

図6 IPNB, 乳頭型胆管癌（P-CC）, 非乳頭型胆管癌（NPCC）での, 免疫染色による腫瘍細胞形質の比較（文献8より引用）
10％以上の腫瘍細胞に発現のある症例を陽性とし, 10～50％の陽性細胞率を弱陽性（薄いバー）, 50％以上を強陽性（濃いバー）に分類した。＊: $P<0.05$ vs. P-CC, †: $P<0.05$ vs. NP-CC。

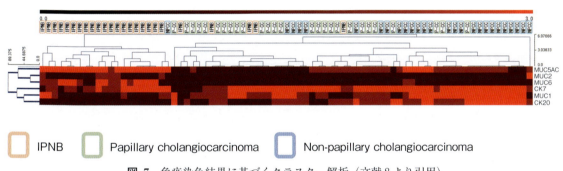

図7 免疫染色結果に基づくクラスター解析（文献8より引用）
クラスター解析で, 胆道腫瘍は大きく2群に分類され, 小さいほうのクラスターはほとんどの症例がIPNBで, 大きいほうのクラスターには乳頭型胆管癌と非乳頭型胆管癌がランダムに配列する。

と大きな違いはみられないことがわかる。

III．術後経過

IPNB, 乳頭型胆管癌, 非乳頭型胆管癌の3群で術後の再発生存期間を比較すると, 非乳頭型胆管癌, 乳頭型胆管癌, IPNBの順で予後不良である（図8）。いずれの2群間にも有意な違いがみられ, IPNBと乳頭型胆管癌の違いは明確である。IPNBと乳頭型胆管癌の区別, 間質浸潤の有無, リンパ節転移, 組織学的分化度, 腫瘍部位, 腫瘍径を因子として多変量解析をすると, IPNBと乳頭型胆管癌の区別は独立した予後不良因子として同定される（$P=0.040$, odds ratio 6.57）[8]。

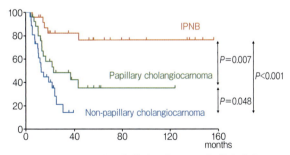

図8 IPNB, 乳頭型胆管癌, 非乳頭型胆管癌患者の術後無再発生存期間（文献8より引用）

IV．IPNBにみられる多発腫瘍

IPNBの特徴として多発腫瘍が発生することが指摘されてきた。つまり, IPNBに対して外科的治療がされたのち, 数年後に胆道系の別の部位にIPNBが発生

するのである．膵IPMNも多発病変がしばしばみられ，この点もIPNBと膵IPMNの共通の特徴と考えられている．しかしこれまで多発IPNBとして報告された症例をレビューすると，意外な知見が得られた．10例の報告例のうち8例は二つ目もしくは三つ目の腫瘍は初発の腫瘍よりも下流に発生する[9]．しかも，その8例全例で再発腫瘍は遠位胆管にみられた[9]．前述したとおり，IPNBが遠位胆管に発生することは非常にまれであり，恐らくこれまで多発IPNBとされていた腫瘍の多くは胆管内播種した腫瘍だったと推察される．

V．IPNBの自然史

胆管内播種と考えられるIPNBの再発例の経過はIPNBの自然史を考えるうえでも示唆に富むモデルである．多くの症例で再発腫瘍は術後2～3年で発見されており，微小な腫瘍細胞の播種巣が臨床的に問題となる腫瘍に発育するまでに数年の経過が必要ということになる[9]．また，通常IPNBは経過観察されず外科的切除が施行されるが，これまでに5年もしくはそれ以上の経過観察の後に切除された報告例がある．その多くは切除時にいまだ非浸潤性の腫瘍である[10～12]．これらの結果は，われわれが考えている以上にIPNBの進行が緩徐である可能性を示唆している．

VI．胆囊のIPNB

胆囊にもIPNBの類似の腫瘍が発生し，intracholecystic papillary neoplasm（ICPN）とよばれている．IPNBに比較すると報告例も少なく，その特徴はいまだよくわかっていない．また，定義に関しても明確にされていないのが現状である．われわれは，前に述べた基準を用いて胆囊の乳頭状腫瘍もICPNと乳頭型胆囊癌に分類できると考えている．その基準に基づくと，胆囊腫瘍の28%が乳頭型胆囊癌で，ICPNは約5%である（図5）．ICPNの比率はIPNBの比率とほぼ同じである．乳頭型胆囊癌の頻度が乳頭型胆管癌よりも多いのは，胆囊粘膜は生理的に乳頭状であり，乳頭状の癌腫が発生しやすいのだろうと推察される．

おわりに

本稿ではIPNBの病理学的特徴，乳頭型胆管癌との鑑別について解説した．また，厳密な定義を用いてIPNBを診断すると，乳頭型胆管癌とは多くの点で特徴が異なることが分かっていただけたと思う．今後は，遺伝子解析を含めたより基礎的な研究で，IPNBの分子レベルの特徴の解析が必要となるだろう．

参考文献

1) Chen TC, Nakanuma Y, Zen Y, et al.: Intraductal papillary neoplasia of the liver associated with hepatolithiasis. Hepatology 34: 651-658, 2001.
2) Zen Y, Fujii T, Itatsu K, et al.: Biliary papillary tumors share pathological features with intraductal papillary mucinous neoplasm of the pancreas. Hepatology 44: 1333-1343, 2006.
3) Ohtsuka M, Kimura F, Shimizu H, et al.: Similarities and differences between intraductal papillary tumors of the bile duct with and without macroscopically visible mucin secretion. Am J Surg Pathol 35: 512-521, 2011.
4) Schlitter AM, Born D, Bettstetter M, et al.: Intraductal papillary neoplasms of the bile duct: stepwise progression to carcinoma involves common molecular pathways. Mod Pathol 27: 73-86, 2014.
5) Rocha FG, Lee H, Katabi N, et al.: Intraductal papillary neoplasm of the bile duct: a biliary equivalent to intraductal papillary mucinous neoplasm of the pancreas? Hepatology 56: 1352-1360, 2012.
6) 全　陽：Intraductal papillary neoplasm of the bile duct（IPNB）をめぐる最近の議論．胆道 30：212-219, 2016.
7) Nakanuma Y, Curado MP, Franceschi S, et al.: Intrahepatic cholangiocarcinoma. In: Bosman FT, Carneiro F, Hruban RH, Theise ND, eds: World Health Organization Classification of Tumours. Pathology and Genetics of Tumours of the Digestive System. Lyon: IARC Press, 2010: 217-224.
8) Fujikura K, Fukumoto T, Ajiki T, et al.: Comparative clinicopathological study of biliary intraductal papillary neoplasms and papillary cholangiocarcinomas. Histopathology 69: 950-961, 2016.
9) Yokode M, Yamashita Y, Zen Y: Biliary intraductal papillary neoplasm with metachronous multiple tumors- true multicentric tumors or intrabiliary dissemination: A case report and review of the literature. Mol Clin Oncol 6: 315-320, 2017.
10) 岡崎太郎, 村上　冴, 寒原芳浩：肝囊胞として長期にわたり経過観察された胆管内乳頭状腫瘍（IPNB）の1例．胆道 29：667, 2015.
11) 武田和大, 井原　諒, 植木敏晴, ほか：約6年の経過観察後に切除した胆管内乳頭粘液性腺癌の一例．胆道 29：668, 2015.
12) 加藤宏之, 臼井正信, 伊佐治秀司：腫瘍発生部位から見たIPNB解剖学的分類の有用性．日消誌 112：A765, 2015.

特集

胆管内乳頭状腫瘍（IPNB）の病態と診療の現状

IPNB は独立した疾患か？

尾上　俊介[1]・下山　芳江[2]・江畑　智希[1]・横山　幸浩[1]
國料　俊男[1]・角田　伸行[1]・伊神　　剛[1]・菅原　　元[1]
深谷　昌秀[1]・上原　圭介[1]・水野　隆史[1]・山口　淳平[1]
宮田　一志[1]・相場　利貞[1]・渡辺　伸元・梛野　正人[1]

要約：古くから乳頭型胆管癌（PCC）は予後が良好なことが知られている。近年，WHO 分類においてIPNBが提唱され，膵IPMNのカウンターパートとされた。しかし，IPNBはPCCと重複し，その定義があいまいであるため，日常臨床において混乱をもたらしている。われわれの解析では，PCCは浸潤癌成分の増加に伴って，連続的に進行する疾患群であることが確認できた。また，胆管腫瘍には前癌病変は認められなかった。したがって，IPNBを"あえて"定義するのであればPCCの発育スペクトルの早期病変に相当すると考えられ，独立した疾患として扱うべきではない。

Key words：IPNB，乳頭型胆管癌

はじめに

2010年に改定されたWHO分類において，新たに胆管内乳頭状腫瘍（intraductal papillary neoplasm of bile duct：IPNB）が提唱された[1]。しかし，既存の乳頭型胆管癌（papillary cholangiocarcinoma：PCC）と重複し，その定義があいまいであるため，日常臨床において混乱をもたらしている。

また，IPNBは膵IPMNのカウンターパートとして報告されたため[2]，膵IPMNのように独立した疾患として扱われることがある。

なお本稿では，PCCを「乳頭状成分を少しでも認める胆管腫瘍」と定義した[3]。

I. PCC と IPNB との関係

古くからPCCは予後が良好なことが知られており[4]，胆管癌を構成する乳頭状成分は，多変量解析において強い予後良好な因子となることが示されている[3]。

IPNBは，肉眼所見で胆管内へ乳頭状に発育し，病理所見で線維血管間質を芯にもつ乳頭状構造を認め，予後良好な腫瘍とされる[2]。そしてIPNBは胆管癌の前癌病変・早期病変として扱われるようになった。しかし，IPNBはPCCと重複しているため，PCCのなかでいずれをIPNBとすべきか不明である。

われわれは1998年から2011年の間に切除した184例のPCCを，腫瘍全体に占める浸潤癌成分の割合別に解析した[3]。その結果，PCCは浸潤癌成分の増加に伴い，病理学的所見や予後は徐々に増悪した。このことから，PCCは連続的に進行する疾患群であることが確認できた。

PCCのうち，浸潤癌成分≤50％群は胆管内優位な形態をもち，予後良好であるため，IPNBの基準を満たす。しかし，これらはPCCの発育スペクトルの早期病変であり，独立した疾患ではないことが示唆された[3]。

IPNB Should Not Be Treated as Independent Disease
Shunsuke Onoe et al
1) 名古屋大学大学院医学系研究科腫瘍外科学
　（〒466-8550 名古屋市昭和区鶴舞町65）
2) 名古屋大学医学部附属病院病理部

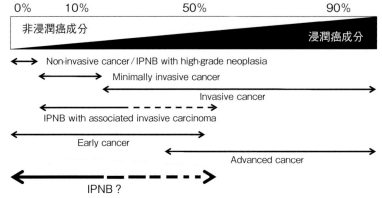

図1 乳頭型胆管癌（PCC）における命名法
乳頭型胆管癌はさまざまな浸潤癌成分の割合を認める。浸潤癌成分の割合が50％以下の乳頭型胆管癌はIPNBの条件を満たすが，乳頭型胆管癌スペクトルの一部に過ぎない。

II．胆道疾患に前癌病変は存在するのか？

1．組織学的考察

WHO分類によると[1]，IPNBは組織学的異型に応じて，low- or intermediate-grade（腺腫相当），high-grade（上皮内癌相当），associated invasive carcinoma（浸潤癌）に分類される。しかし，切除されたIPNBのほぼすべては癌（high-grade, associated invasive carcinoma）であり，"IPNBは前癌病変である"という概念は疑問視されている。

当院において，IPNBに相当すると思われる106例を検討したところ，腺腫は認められず，上皮内癌が14例（13％）であった。一方，同時期の84例の膵IPMNを検討すると，腺腫は37例（44％），上皮内癌は7例（8％）に認めた。当院では胆道および膵疾患を担当する病理医は同一にもかかわらず，胆管腫瘍はすべて癌であり，腺腫は1例も認められなかった（ただし，同時期の胆囊腫瘍のなかには腺腫と診断された腫瘍が9例ある）。これは膵腫瘍で多くの腺腫を認めたことと，極めて対照的であった。

組織学的見地において，少なくとも切除対象となる胆管腫瘍の中には，腺腫・前癌病変はほぼ皆無であることが示唆された。

2．術後生存成績による考察

膵IPMN切除例のうち，腺腫（low/intermediate-grade neoplasia）症例の5年生存率はほぼ100％である[5,6]。当院で切除された膵IPMN 84例の検討では，腺腫（37例），上皮内癌（7例）の5年生存率は100％，94％であった。

一方，Kubotaら[7]の検討では，IPNB 119例中low/intermediate-grade neoplasia（腺腫）を43例（生存率記載なし），high-grade neoplasia（上皮内癌）を21例（5年生存率91％）認め，両者の生存曲線は重複していた。Kubotaら[7]の腺腫（low/intermediate-grade neoplasia）43例は，相当数が5年以内に死亡しており，本来，上皮内癌と診断すべき症例と思われる。

以上より，予後の検討でも膵IPMNと胆管腫瘍とは異なる結果となった。すなわち，胆管腫瘍における前癌病変・腺腫はほぼ皆無であり，一般的な疾患として取り扱うことは困難である。また，IPNB（早期癌）と膵IPMN（腺腫と癌）は性質の異なるものであり，「IPNBが膵IPMNのカウンターパートである」という考えは否定的である。

III．"IPNB"という言葉の使い方

先にも述べた通り，IPNBは乳頭状成分をもつ胆管癌（PCC）の発育スペクトルの一部であり，独立した疾患ではない[3]。

図1にPCCにおける命名法を図示する。規約・分類などに採用されている病名と，慣用的に用いる病名を合わせて記載した。一つの病変に対してもさまざまな呼称があり，混乱の原因となっている。"IPNB"は新しい疾患ではなく，"早期PCC"という言葉の置き換えに過ぎない。また，これらの胆管腫瘍のなかに前癌病変・腺腫はほぼ皆無であることから，膵IPMNのように経過観察することはできず，IPNB・PCCと診断されれば全症例が手術適応となる。

胆管癌の術前・治療前評価は画像診断が主である。管内発育型腫瘍の画像所見・肉眼所見だけでは，IPNBの診断は困難である。日常臨床では，混乱を避けるた

めにもIPNBを含めた乳頭状成分を含む疾患群を，PCCという"胆管癌の1亜型"として扱うにとどめ，"IPNB"という言葉の使用を控えることを提案する。一方，発生論という観点から"IPNB"という言葉を使用する場合には，①IPNBは画像診断が困難である，②ほぼすべて癌であるため膵IPMNのような経過観察が不可能である，という2点を認識する必要がある。

参 考 文 献

1) Bosman FT, World Health Organization, International Agency for Research on Cancer：WHO classification of tumours of the digestive system. 4th ed. World Health Organization classification of tumours. 2010, Lyon：International Agency for Research on Cancer. 417.
2) Zen Y, Fujii T, Itatsu K, et al.：Biliary papillary tumors share pathological features with intraductal papillary mucinous neoplasm of the pancreas. Hepatology **44**：1333-1343, 2006.
3) Onoe S, Shimoyama Y, Ebata T, et al.：Prognostic delineation of papillary cholangiocarcinoma based on the invasive proportion：a single-institution study with 184 patients. Surgery **155**：280-291, 2014.
4) Todoroki T, Okamura T, Fukao K, et al.：Gross appearance of carcinoma of the main hepatic duct and its prognosis. Surg Gynecol Obstet **150**：33-40, 1980.
5) Schnelldorfer T, Sarr MG, Nagomey DM, et al.：Experience with 208 resections for intraductal papillary mucinous neoplasm of the pancreas. Arch Surg **143**：639-646, 2008.
6) Yang AD, Melstrom LG, Bentrem DJ, et al.：Outcomes after pancreatectomy for intraductal papillary mucinous neoplasms of the pancreas：an institutional experience. Surgery **142**：529-537, 2007.
7) Kubota K, Nakanuma Y, Kondo F, et al.：Clinicopathological features and prognosis of mucin-producing bile duct tumor and mucinous cystic tumor of the liver：a multi-institutional study by the Japan Biliary Association. J Hepatobiliary Pancreat Sci **21**：176-185, 2014.

* * *

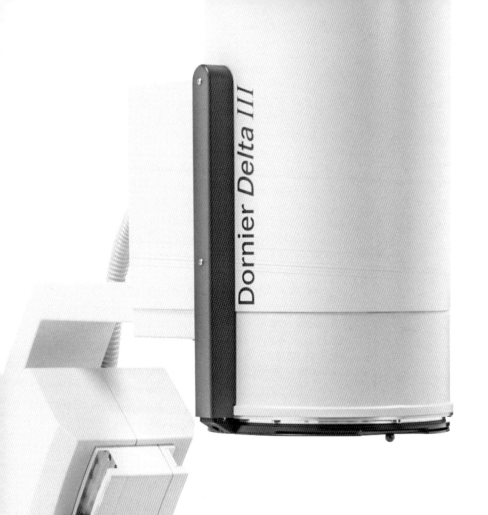

新製品

4倍
パワフルな
X線画像システム

43%
卓越した
衝撃波エネルギー

120+
治療効率の
大幅な向上

世界を席巻した
Deltaシリーズ最先端モデル

ドルニエ DELTA® III
パワフルかつ治療効率と低侵襲性を追求したESWL

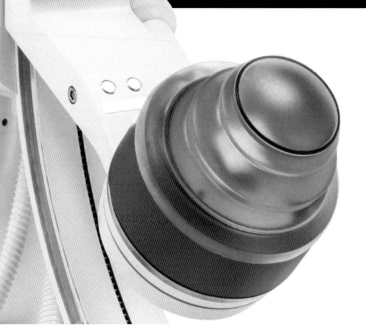

進化をやめないドルニエ

ESWL 販売台数 世界 No.1
Delta シリーズ最先端モデル

一般的名称：体外式結石破砕装置
販 売 名：ドルニエ Delta III
承認年月日：平成30年6月11日
承 認 番 号：23000BZX00173000

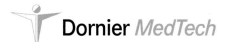

ドルニエメドテックジャパン株式会社　www.dornier.com
〒141-0021　東京都品川区上大崎3-8-5目黒エステートビル　TEL.03-3280-3550

特集 胆管内乳頭状腫瘍（IPNB）の病態と診療の現状

発生部位からみた IPNB の臨床病理学的検討

松本　尊嗣[1]・窪田　敬一[1]・蜂谷　裕之[1]・櫻岡　佑樹[1]・白木　孝之[1]・清水　崇行[1]
森　昭三[1]・磯　幸博[1]・加藤　正人[1]・山岸　秀嗣[2]・今井　康雄[2]・青木　琢[1]

要約：【背景】Intraductal papillary neoplasm of the bile duct（IPNB）は，膵管内乳頭粘液性腫瘍（intraductal papillary mucinous neoplasm of the pancreas：IPMN）膵 IPMN のカウンターパートと認識されつつある。IPMN は主膵管型，分枝膵管型など腫瘍の発生部位によりその悪性度，臨床学的な取り扱いが区別されるが，IPNB についてはこのような分類の意義に関して，まだ十分な議論がなされていない。【対象と方法】2000 年 4 月から 2015 年 3 月まで当科にて切除された胆道腫瘍 305 例のうち IPNB と診断された 21 例を対象とし，胆道癌取扱い規約に基づき肝外胆管に発生した群（肝外群：n＝10）と肝内胆管に発生した群（肝内群：n＝11）の 2 群に分類し後方視的に臨床病理学的比較検討を施行した。【結果】肝内群の内訳は右葉：4 例，左葉：7 例で，肝外群の内訳は肝門部領域：5 例，遠位胆管：5 例であった。血液検査所見では CA19-9（U/mL）が肝外群で有意に高値であった（257 vs. 10, $P=0.041$）。病理学的に肝外群は肝内群に比較し有意に粘液産生率（%）が低く（20.0 vs. 81.8, $P=0.005$），浸潤癌成分を伴うものが多い傾向にあった（30.0% vs. 9.1%, $P=0.084$）。また，肝外群は肝内群と比較し無再発生存率が有意に不良であった（5 年無再発生存率（%）：16.2 vs. 81.8, $P=0.014$）。【結語】腫瘍発生部位に基づく IPNB の分類はより正確な予後層別化を行ううえで有用である可能性が示された。

Key words：bile duct neoplasms, biliary tree, intraductal papillary neoplasm

緒　言

　胆管内乳頭状腫瘍（Intraductal papillary neoplasm of the bile duct：IPNB）はまれな胆管腫瘍で[1]，2010 年 WHO の消化器腫瘍分類の改訂で，胆管癌前癌・早期癌病変として認知された。肉眼的には胆管内に乳頭状増殖を示す上皮内腫瘍で，組織学的には細い線維血管性の茎を有する腫瘍である。しかしながら，IPNB は肝内から肝外胆管どこにでも発生する腫瘍で[2,3]，さらに low grade adenoma から浸潤癌までを包括している heterogeneous な疾患であり，このことが IPNB の臨床病理学的特徴を不明瞭にしており[4]，IPNB のより適切な亜分類が望まれる。

　一方，IPNB は粘液過剰産生をしばしば伴う点や，浸潤癌成分を伴うがその予後は通常型胆管癌より良好である点から膵 IPMN のカウンターパートであるという主張がなされている[3,5]。膵 IPMN は主膵管型，分枝膵管型と亜分類されているが，IPNB に関してこのような亜分類の意義は明らかでない。本稿では，発生部位からみた IPNB の臨床病理学的特徴を比較検討した。

Clinicopathological Features of Intraductal Papillary Neoplasm of the Bile Duct with Reference to Tumor Location

Takatsugu Matsumoto et al

1）獨協医科大学第二外科（〒 321-0293 下都賀郡壬生町大字北小林 800）
2）同　病理診断科

表 1 肝外群,肝内群における臨床背景因子の比較

Variables	Intrahepatic (n=11)	Extrahepatic (n=10)	P
Age (year)	65 (46〜82)	69 (55〜78)	0.477
Sex (male, %)	7 (63.6)	6 (60.0)	0.864
Symptoms			
abdominal pain (yes/no)	3/8	5/5	0.387
fever (yes/no)	3/8	2/8	0.395
jaundice (yes/no)	4/7	6/4	0.395
routine medical check-up	2/9	2/8	1.000
AST	24.5 (9〜53)	25 (16〜71)	0.859
ALT	21 (12〜49)	37 (13〜102)	0.245
ALP	325 (167〜686)	457 (179〜1,274)	0.323
LDH	200 (125〜286)	199 (136〜419)	0.907
γ-GTP	61 (22〜414)	189 (24〜386)	0.423
total bilirubin	0.7 (0.5〜1.0)	0.85 (0.2〜1.3)	0.620
CRP	0.1 (0.1〜0.34)	0.97 (0.02〜1.6)	0.253
CEA	4.0 (1.6〜25.1)	1.8 (1.0〜16.0)	0.281
CA19-9	10 (2〜186)	257 (16〜3,390)	0.041

Data were expressed as the number or the median (range).
Mann-Whitney U test and chi-squared test.
ALP: alkaline phosphatase, ALT: alanine aminotransferase, AST: aspartate aminotransferase, CA19-9: carbohydrate antigen 19-9, CEA: carcinoembryonic antigen, CRP: C-reactive protein, γ-GTP: gamma-glutamyltransferase

I. 対象および方法

2000年4月より2015年3月の間に当科にて切除された胆道腫瘍305例のうちIPNBと診断された21例を対象とした。IPNBの診断はWHO2010に準拠した。胆道癌取扱い規約に基づき肝外胆管または肝門部領域胆管に発生した群(肝外群:n=10)と肝内胆管に発生した群(肝内群:n=11)の2群に分類し後方視的に臨床病理学的特徴および予後を比較検討した。また,予後にかかわる危険因子につき単および多変量解析を施行した。

II. 結　果

肝内群11例のうち,4例は右肝,7例は左肝に発生していた。また肝外群10例のうち,5例は肝門部領域胆管に,5例は遠位胆管に発生していた。肝外群,肝内群の2群間において,年齢,性別,初発症状に有意差を認めなかった。血液生化学所見では,肝胆道系酵素,CRP,CEAに有意差を認めなかった。一方でCA19-9(U/mL)は肝外群で有意に高値であった(257(16〜3,390) vs. 10(2〜186),P=0.041)(表1)。

手術術式に関して,肝内群の9例(81.8%)が肝葉切除を施行されていた。肝外胆管切除を施行された症例はなかった。一方,肝外群の5例が膵頭十二指腸切除を施行され,4例が肝葉切除+肝外胆管切除を施行されていた。手術時間,出血量においては両群間に有意差を認めなかった。また,R0切除率は肝内群で90.9%,肝外群で90.0%と有意差を認めなかった。

病理学的所見に関して,肝外群は肝内群に比較し有意に粘液産生率(%)が低く(20.0 vs. 81.8,P=0.005),浸潤癌成分を伴うものが多い傾向にあった(30.0% vs. 9.1%,P=0.084)。リンパ節転移は肝外群の2例(20.0%)に認められたが,肝内群には認められなかった。

2群間の全生存,無再発生存および疾患特異的生存曲線を図1に示す。肝外群は肝内群と比較し無再発生存率が有意に不良であった(5年無再発生存率(%):16.2% vs. 81.8,P=0.014)。また,全生存率,疾患特異的生存率においても肝外群は肝内群と比較し不良な傾向が認められた。

III. 考　察

胆管,膵臓は解剖学的に近接しており,また発生学的にもともに前腸内胚葉由来の臓器である。近年,胆管と膵悪性腫瘍は類似したoncologic pathwayをたどる可能性が示唆されており[6],さらに,アジアからのいくつかの報告では胆管内良性乳頭状腫瘍が浸潤癌へ

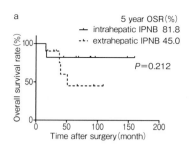 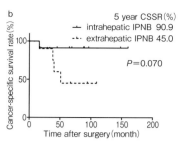 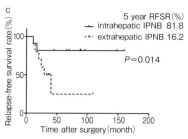

図1 2群間における生存曲線の比較
a：2群間における全生存曲線の比較，b：2群間における疾患特異的生存曲線の比較，c：2群間における無再発生存曲線の比較

表2 肝外群，肝内群における病理学的所見の比較

Variables	Intrahepatic (n=11)	Extrahepatic (n=10)	P
Size (mm)	30 (1～56)	23 (10～52)	0.466
Gross mucin (%)	9 (81.8)	2 (20.0)	0.005
Grade, n (%)			0.084
low or intermediate	2 (18.1)	1 (10.0)	
high	8 (72.7)	6 (60.0)	
invasive	1 (9.1)	3 (30.0)	
T factor, n (%)			0.205
T0	2 (18.2)	1 (10.0)	
Tis	8 (72.7)	6 (60.0)	
T1	0 (0)	1 (10.0)	
T2	0 (0)	2 (20.0)	
T3	0 (0)	0 (0.0)	
T4	1 (9.1)	0 (0.0)	
N factor			0.157
N0	11 (100.0)	8 (80.0)	
N1	0 (0.0)	2 (20.0)	
M factor			1.000
M0	11 (100.0)	10 (100.0)	
M1	0 (0)	0 (0)	
Stage			0.445
0	8 (72.7)	6 (60.0)	
I	0 (0)	0 (0)	
II	0 (0)	1 (10.0)	
III	0 (0)	2 (20.0)	
IV	1 (9.1)	0 (0)	
Phenotype, n (%)			0.087
pancreatobiliary	1 (9.1)	1 (10.0)	
intestinal	3 (27.3)	7 (70.0)	
gastric	2 (18.2)	2 (20.0)	
oncocytic	5 (45.5)	0 (0.0)	

Data were expressed as the number or the median (range).
Mann-Whitney U test and chi-squared test.

と進展する過程は膵IPMNがIPMCへと進展する過程と相似しているとされる[7～9]。IPNBを膵IPMNのカウンターパートとして捉えるならば，IPNBを発生する胆管の部位により亜分類することができるのではという仮定のもと，本研究の着想に至った。

本研究において，肝内群は肝外群と比較して有意に粘液産生例が多く，浸潤傾向が少なかった。リンパ節転移は肝外群においてのみ認められた。その結果，肝内群は肝外群に比較して有意に無再発生存率が良好であったと考えられる。症例数が少なく有意差は認めないものの，全生存率，疾患特異的生存率についても肝内群は肝外群に比較して良好な傾向が認められた。これらの結果は，IPNBを発生部位で分類することの有用性を示唆するものであった。

中沼ら[5,7]は，膵IPMNとの組織学的類似性からIPNBを亜分類している。すなわち膵IPMNに類似したIPNBは肝内あるいは肝門部領域に多く，予後良好であり，一方で膵IPMNに類似しないIPNBは遠位あるいは肝門部領域に多く，予後不良であることを示している。これは今回のわれわれの研究結果に矛盾していない。中沼の分類は画期的であり，今後の予後層別化や治療方針の決定に影響をもたらす可能性があるが，実臨床において，治療前にIPNBの組織診断を得ることは必ずしも容易ではない。われわれの分類は画像所見を用いて適用可能であり，より簡便であるといえる。

今回の研究は単施設での後ろ向き研究であるものの，肝外IPNBと肝内IPNBのコントラストが示されている。今後は多施設共同研究において発生部位によるIPNBの亜分類が真に有用なものであるかどうか検討してゆく必要があるだろう。

結　語

腫瘍発生部位に基づくIPNBの分類はより正確な予後層別化を行う上で有用である可能性が示された。

参 考 文 献

1) Chen TC, Nakanuma Y, Zen Y, et al.：Intraductal

1) papillary neoplasia of the liver associated with hepatolithiasis. Hepatology 34：651-658, 2001.
2) Ohtsuka M, Shimizu H, Kato A, et al.：Intraductal Papillary Neoplasms of the Bile Duct. Int J Hepatol **2014**：10, 2014.
3) Nakanuma Y, Sato Y, Ojima H, et al.：Clinicopathological characterization of so-called "cholangiocarcinoma with intraductal papillary growth" with respect to "intraductal papillary neoplasm of bile duct (IPNB)". Int J Clin Exp Pathol **7**：3112-3122, 2014.
4) 全　陽：Intraductal papillary neoplasm of the bile duct(IPNB)をめぐる最近の議論. 胆道 **30**：212-219, 2016.
5) Nakanuma Y, Kakuda Y, Uesaka K, et al.：Characterization of intraductal papillary neoplasm of bile duct with respect to histopathologic similarities to pancreatic intraductal papillary mucinous neoplasm. Hum Pathol **51**：103-113, 2016.
6) Rocha FG, Lee H, Katabi N, et al.：Intraductal papillary neoplasm of the bile duct：a biliary equivalent to intraductal papillary mucinous neoplasm of the pancreas? Hepatology **56**：1352-1360, 2012.
7) Nakanuma Y：A novel approach to biliary tract pathology based on similarities to pancreatic counterparts：is the biliary tract an incomplete pancreas? Pathol Int **60**：419-429, 2010.
8) Minagawa N, Sato N, Mori Y, et al.：A comparison between intraductal papillary neoplasms of the biliary tract (BT-IPMNs) and intraductal papillary mucinous neoplasms of the pancreas (P-IPMNs) reveals distinct clinical manifestations and outcomes. Eur J Surg Oncol **39**：554-558, 2013.
9) Zen Y, Fujii T, Itatsu K, et al.：Biliary papillary tumors share pathological features with intraductal papillary mucinous neoplasm of the pancreas. Hepatology **44**：1333-1343, 2006.

＊　　＊　　＊

特集

胆管内乳頭状腫瘍（IPNB）の病態と診療の現状

胆管内乳頭状腫瘍（IPNB）：粘液産生の有無で区別する臨床的意義

水間　正道[1]・青木　泰孝[1]・森川　孝則[1]・元井　冬彦[1]・古川　徹[2]・海野　倫明[1]

要約：1999年から2016年までに当教室で切除した胆管内乳頭状腫瘍（IPNB）35例を対象とし，臨床的に粘液産生を認めた群（粘液産生群：12例）と，粘液産生を認めなかった群（粘液非産生群：23例）の2群に分けて，臨床病理学的特徴を比較検討した。粘液産生群では有意に肝内発生が多く粘液非産生群では肝外発生が多かった（$P=0.003$）。粘液産生群では有意にhigh-gradeが多く，粘液非産生群では有意にan associated invasive carcinomaが多かった（$P=0.012$）。リンパ節転移は，粘液産生群では認められなかったのに対して，粘液非産生群では4例（17.4%）に認められた。疾患特異的5年生存率は，粘液産生群で100%，粘液非産生群で68.5%であり，粘液産生群で有意に良好であった（$P=0.033$）。臨床的粘液産生は予後良好でリンパ節転移も認められなかったことから，リンパ節郭清を縮小しうる可能性がある。臨床的粘液産生の有無はIPNBの治療方針決定に影響を与えるポテンシャルがある。

Key words：胆管内乳頭状腫瘍，IPNB，粘液

はじめに

胆管内乳頭状腫瘍（intraductal papillary neoplasm of the bile duct：IPNB）には粘液を豊富に産生し，各種検査で粘液産生が確認されるものがあるが，その一方で，粘液産生に乏しいものもみられる。本稿では，IPNBの臨床病理学的特徴について粘液産生の観点から解説し，IPNBを粘液産生の有無で区別する臨床的意義について述べたい。

I．方　法

1999年から2016年までに当教室で切除したIPNB 35例を対象とした。臨床的（肉眼的）に粘液産生を認めた群（粘液産生群：12例）と，粘液産生を認めなかった群（粘液非産生群：23例）の2群に分けて，最近Nakanumaら[1]から提唱されたIPNB新分類を含め，臨床病理学的因子や予後について比較検討した。2群間の検定は，名義変数はカイ二乗検定，連続変数はMann-Whitney U 検定で行った。生存曲線はKaplan-Meier法で描出し，log-rank testで検定した。

II．結　果

1．背景因子

年齢，性別，腫瘍径においては両群間でとくに有意差は認められなかった（表1）。黄疸は粘液産生群では認められず，粘液非産生群では3例（13.0%）に認められたが，両群で差はなかった。発生部位においては，粘液産生群では肝内発生が10例（83.3%）で肝外と比

Clinical Significance to Distinguish by Presence or Absence of Mucin Production in Intraductal Papillary Neoplasm of the Bile Duct（IPNB）

Masamichi Mizuma et al

1）東北大学大学院消化器外科学分野（〒980-8574 仙台市青葉区星陵町1-1）
2）同　病理形態学分野

較して多く，その一方で，粘液非産生群では肝外発生が16例（69.6%）で肝内よりも多かった。粘液産生群では有意に肝内発生が多く粘液非産生群では肝外発生が多いという結果であった（$P=0.003$）。

2．病理組織学的因子

新分類typeは，粘液産生群の12例はすべてtype1であった（図1）。粘液非産生群においてはtype1が12例（52.2%），type2が11例（47.8%）であり，両群間に有意差を認めた（$P=0.004$）。自験例では，type1は粘液産生例と非産生例は半数ずつ占めていた。

WHO分類2010における悪性度を検討すると，low-or intermediate-gradeは粘液非産生群の1例のみであった。high-gradeは粘液産生群で10例（83.3%），粘液非産生群で7例（30.4%）に認められた。一方で，an associated invasive carcinomaは粘液産生群では2例（83.3%）のみで，粘液非産生群では15例（65.2%）に認められた。粘液産生群では有意にhigh-gradeが多く，粘液非産生群では有意にan associated invasive carcinomaが多いという結果であった（$P=0.012$）（表2）。

リンパ節転移に関しては，粘液産生群ではリンパ節転移を有する症例は認められなかったのに対して，粘液非産生群では4例（17.4%）に認められたが，両群間で明らかな有意差はみられなかった。粘液非産生群でリンパ節転移を認めた4例のうち3例で大動脈周囲リンパ節に転移を認めた（表2）。R0切除であった症例は，粘液産生群では11例（91.7%），粘液非産生群では16例（69.6%）であり，粘液非産生群で低かったが両群で有意差を認めなかった（表2）。

組織亜型を両群で比較検討した（図2）。粘液産生群では，胃型2例（16.7%），腸型5例（41.7%），胆膵型1例（8.3%），オンコサイト型4例（33.3%）であり，腸型が多く胃型と胆膵型は少なかった。一方で，粘液非産生群においては，胃型6例（26.1%），腸型3例（13.0%），胆膵型8例（34.8%），オンコサイト型6例（26.1%）であり，粘液産生群と有意差はないが，胆膵型が多く腸型は少なかった。

3．予後

両群における疾患特異的生存曲線（disease-specific survival curve：DSSC）を図3aに示す。疾患特異的5年生存率は，粘液産生群で100%，粘液非産生群で68.5%であり，粘液産生群で有意に良好であった（$P=0.033$）。術後無再発生存期間（recurrence-free survival：RFS）を検討すると，術後5年無再発生存率は粘液産生群で77.8%，粘液非産生群で64.1%であり，両群で有意差は認められなかった（$P=0.251$）（図3b）。

表1 背景因子

	粘液産生群 （n=12）	粘液非産生群 （n=23）	P-value
年齢（中央値）	69	70	0.781
性別（男性：女性）	9：3	15：8	0.554
腫瘍径（中央値）	35.0	24.0	0.283
黄疸	0	3（13.0%）	0.191
部位（肝内：肝外）	10：2	7：16	**0.003**

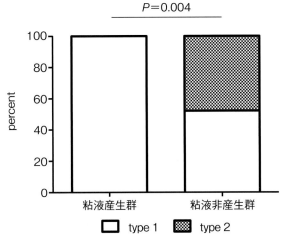

図1 粘液産生の有無と新分類type
粘液産生群はすべてtype1であった。粘液非産生群においてはtype1が12例（52.2%），type2が11例（47.8%）であり，両群間に有意差を認めた（$P=0.004$）。

表2 病理組織学的因子

	粘液産生群 （n=12）	粘液非産生群 （n=23）	P-value
悪性度（WHO分類2010）			**0.012**
low-or intermediate-grade	0	1（4.4%）	
high-grade	10（83.3%）	7（30.4%）	
an associated invasive carcinoma	2（16.6%）	15（65.2%）	
リンパ節転移	0	4（17.4%）	0.125
遠隔転移	0	3（13.0%）*	0.191
R0	11（91.7%）	16（69.6%）	0.139

*：LN#16転移

III. 考　察

　自験例の検討では，臨床的に粘液を産生する症例は予後が良好で，リンパ節転移もみられなかった。Ohtsukaら[2]の報告においても，肉眼的粘液産生を有するIPNB症例は脈管侵襲やリンパ節転移を認めた症例はおらず，自験例と同様の結果が示されている。これらの結果を踏まえると，肉眼的粘液産生を有する症例はリンパ節郭清の範囲を縮小できる可能性があると考え

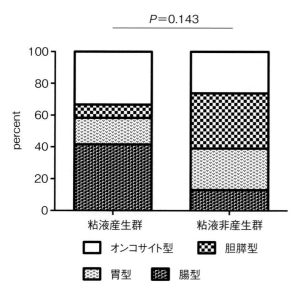

図2　粘液産生の有無と組織亜型
　粘液産生群では，腸型（5例：41.7％）が多く胃型（2例：16.7％）と胆膵型（1例：8.3％）は少なかった。粘液非産生群においては，胆膵型（8例：34.8％）が多く腸型（3例：13.0％）は少なかったが，両群間で統計学的に有意差は認められなかった。

られる。最近提唱された新分類では，肉眼的粘液産生はtype 1では約80％と多くみられるが，type 2は約10％で少ないとされている。自験例でもtype 2で臨床的粘液産生例は認められず同様の傾向であったが，粘液非産生例でtype 1に分類されたものが12例あり，type 1の半数が粘液非産生例であった点が既報と異なる結果であった。臨床的，肉眼的粘液産生はtype 1，粘液非産生はtype 2の傾向にあるものの明確な線引きは困難である。新分類はこれまで問題とされてきたIPNBに対する施設間の診断的な相違を改善するものであるが，切除標本を病理組織学的に検索しない限り分類することはできない。一方で，臨床的，肉眼的粘液産生は実臨床で実施する検査により評価できるという点に意義がある。その理由は，臨床的，肉眼的粘液産生の有無が治療方針に影響する可能性があるからである。先述したように，臨床的，肉眼的粘液産生を有するIPNBは，予後良好でありリンパ節転移を伴う可能性は低いことからリンパ節郭清範囲を縮小しうることが示唆される。臨床的，肉眼的粘液産生の有無でIPNBを区別することは，実臨床において治療方針を決定する要素になるポテンシャルがある。したがって，粘液産生の観点からIPNBの臨床病理学的特徴を今後さらに明らかにしていくことは非常に重要であると考えられる。

　IPNBに関する分子生物学的研究の報告は少ないものの，IPNBのカウンターパートとされる膵管内乳頭粘液性腫瘍（intraductal papillary mucinous neoplasm of the pancreas：IPMN）で特徴的なGNASの遺伝子変異が[3]，IPNBにおいても多く認められることが報告されている[4]。また，RNF43の遺伝子変異もGNASと

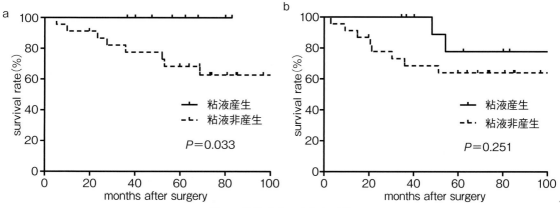

図3　粘液産生の有無と予後
　a：疾患特異的生存曲線　疾患特異的5年生存率は，粘液産生群で100％，粘液非産生群で68.5％であり，粘液産生群で有意に良好であった（$P=0.033$）。
　b：術後無再発生存曲線　術後5年無再発生存率は，粘液産生群で77.8％，粘液非産生群で64.1％であり，両群で有意差は認められなかった（$P=0.251$）。

ともにIPMNでみられる特徴的な遺伝子変異であるが[5]，最近，肉眼的に粘液を産生するIPNBは，*RNF43*と*GNAS*の遺伝子変異がともに有意に関連していることが報告された[6]。粘液を産生するIPNBと粘液産生の乏しいIPNBを遺伝子変異の違いで特徴付けられる可能性がある。

おわりに

自験例の検討を踏まえ，IPNBを粘液産生の有無で区別する臨床的意義について述べた。IPNBに関しては臨床病理学的に解決すべき問題点が多いのは事実であるが，IPNBとは何か？ の答を求め，今後ますますの研究と議論をグローバルに深めていく必要がある。

参考文献

1) Nakanuma Y, Jang KT, Fukushima N, et al.：A statement by the Japan-Korea expert pathologists for future clinicopathological and molecular analyses toward consensus building of intraductal papillary neoplasm of the bile duct through several opinions at the present stage. J Hepatobiliary Pancreat Sci 25：181-187, 2018.
2) Ohtsuka M, Kimura F, Shimizu H, et al.：Similarities and differences between intraductal papillary tumors of the bile duct with and without macroscopically visible mucin secretion. Am J Surg Pathol 35：512-521, 2011.
3) Furukawa T, Kuboki Y, Tanji E, et al.：Whole-exome sequencing uncovers frequent GNAS mutations in intraductal papillary mucinous neoplasms of the pancreas. Sci Rep 1：161, 2011.
4) Sasaki M, Matsubara T, Nitta T, et al.：GNAS and KRAS mutations are common in intraductal papillary neoplasms of the bile duct. PLoS One 8：e81706, 2013.
5) Sakamoto H, Kuboki Y, Hatori T, et al.：Clinicopathological significance of somatic RNF43 mutation and aberrant expression of ring finger protein 43 in intraductal papillary mucinous neoplasms of the pancreas. Mod Pathol 28：261-267, 2015.
6) Tsai JH, Liau JY, Yuan CT, et al.：RNF43 mutation frequently occurs with GNAS mutation and mucin hypersecretion in intraductal papillary neoplasms of the bile duct. Histopathology 70：756-765, 2017.

* * *

特集　胆管内乳頭状腫瘍（IPNB）の病態と診療の現状

胆管内乳頭状腫瘍（IPNB）と膵管内乳頭粘液性腫瘍（IPMN）の比較

加藤　宏之・臼井　正信・伊佐地秀司

要旨：三重大学肝胆膵・移植外科で胆管内乳頭状腫瘍（IPNB）と診断された18例（main duct type：4例，branch duct type：11例，mixed type：3例　2005～2017）をもとに，その術前画像所見と腫瘍悪性度の関連性を検討した。Main duct typeは膵主膵管型膵管内乳頭粘液性腫瘍（IPMN）に類似し，その75％が浸潤癌で高率に胆管内に表層拡大進展（75％）を認めた。Branch duct typeは分枝型IPMNに類似し，その悪性度や浸潤性は他のIPNBに比して低く，11例中5例は腺腫もしくは境界悪性病変だった。Mixed type IPNBは，混合型IPMNに類似しmain duct, branch duct type両者の特徴を併せ持っており，3例中2例が浸潤癌で表層拡大進展も2例に認めた。肝内に病変を置く14例（branch duct type：11例とmixed type：3例）を腺腫もしくは境界悪性（BilIN2-3相当）群（n=5），CIS群（n=5），浸潤癌（n=4）に分けて，その囊胞径，壁在結節の頻度を検討した。囊胞径は腺腫/境界病変30.4±21.1 mm，CIS：35.0±16.0 mm，浸潤癌57.8±22.1 mmと悪性度とともに大きくなり，結節の頻度も腺腫/境界病変：20％（1/5），CIS：60％（3/5），浸潤癌：100％（4/4）と腫瘍悪性度が増すにつれて有意に増加し，これらの特徴も膵IPMNと類似していた。

Key words：IPNB, IPMN, 囊胞径, 壁在結節

はじめに

胆管内乳頭状腫瘍（intraductal papillary neoplasm of the bile duct：IPNB）は胆管内に粘液を産生する腫瘍細胞が乳頭状に増殖し，罹患胆管は拡張し，粘液で充満することが多く，膵管内乳頭状粘液性腫瘍（intraductal papillary mucinous neoplasm：IPMN）との類似性がいわれているが腫瘍悪性度や治療方針については相違点も多い。実際に，胆管内乳頭状腫瘍（IPNB）はほとんどの症例が悪性病変であると考えられており，診断されれば外科的切除が第一選択となることが多い。一方，膵IPMNは腺腫から浸潤癌まで多様な病変を有することが知られ，術前画像から囊胞径や囊胞内結節の有無をもとに，国際診療ガイドラインに沿って経過観察も含めた治療方針を決定することがスタンダードになっている[1]。本稿では三重大学肝胆膵・移植外科で2005年1月以降に切除され，IPNBと診断された18例をもとに，腫瘍局在，囊胞径や壁在結節の有無など，膵IPMNの診療で使用される画像所見とIPNBの腫瘍悪性度や再発の有無などとの関連性を検討し，IPNBと膵IPMNとの類似性や相違点について解説する。

I．IPNBの術前診断

IPNBは2001年にChen TCら[2]が肝内結石症に合併した乳頭状胆管腫瘍に対してはじめて記述した名称であるが，その後，肝内結石症の合併の有無にかかわら

Comparison of Intraductal Papillary Neoplasm of the Bile Duct(IPNB)and Pancreatic Intraductal Papillary Mucinous Neoplasm（IPMN）
Hiroyuki Kato et al
三重大学肝胆膵移植外科（〒514-8507 津市江戸橋2-174）

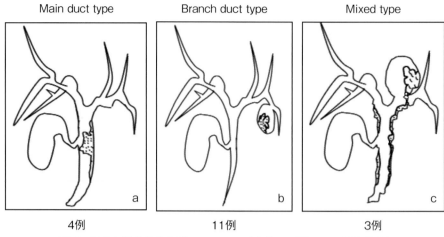

図1 IPNB解剖学的分類のシェーマ（文献1の図1の一部を改変）

ず，類似の腫瘍が胆道に発生すればIPNBという名称が用いられるようになった。また，2010年WHO消化器腫瘍分類によると，IPNBとは胆管内に有茎性の乳頭状増殖を呈し，組織学的または肉眼的に粘液産生を認め種々の程度の紡錘状または囊胞状胆管拡張を呈する前浸潤性腫瘍と定義され，線維性血管芯を有することが特徴である[3]。しかしながら線維血管芯を証明するためには病理学的診断が必須であり，術前診断が困難であることが日常診療上，問題となっている。われわれは胆管と交通が認められ，肉眼的に胆管内を乳頭膨張型に発育し，浸潤傾向がなく胆管の囊胞状拡張や紡錘状拡張，粘液産生を伴うような腫瘍を臨床的IPNBとして治療方針を決定し，術後病理標本で浸潤傾向のない乳頭膨張型発育を示し卵巣様間質がなく，乳頭病変内に線維血管芯が証明されれば，IPNBと確定診断している。

II．腫瘍発生部位からみたIPNB形態学的分類と臨床病理学的特徴

1．IPNBの形態学的分類

胆管2次分枝より末梢，すなわち肝内胆管に乳頭状腫瘍や粘液による囊胞状胆管拡張を認めるものをbranch duct type，左右肝管より十二指腸側，すなわち肝外胆管に主病巣を認めるものをmain duct typeとし，両者の特徴を併せ持つものをmixed typeと定義し診療している[4]。三重大学肝胆膵・移植外科で経験したIPNB 18例（2005年1月～2017年1月）を上記にしたがって分類すると，main duct type：4例，branch duct type：11例，mixed type：3例に分類できた（図1）。また各タイプ別の臨床的病理学的特徴と施行術式のまとめを表1に示す。

2．Main duct type IPNBの特徴と主膵管型IPMNとの類似点

Main duct type IPNBは総胆管から左右肝管を中心に乳頭状病変を認め，胆道系酵素上昇や胆管炎などの臨床症状を呈することが多い[4]。これは，主膵管型IPMNが主膵管の乳頭状病変や粘液栓などが原因で度々，急性膵炎を発症することと類似している。また，肝外胆管に病変主座を置くIPNBのほとんどが悪性病変であり浸潤癌である確率も高いことが知られている[1,5]。WHO分類の問題点として浸潤癌を伴ったIPNB病変と乳頭発育を示す古典的胆管癌との鑑別が明確にあげられておらず，かかる病変をIPNBとして含めるかどうかはいまだ議論の余地がある[6-8]。しかし，同様の議論は膵IPMNでもあげられており，例えばIPMN由来浸潤癌とIPMN併存の通常型膵癌との鑑別はしばしば困難なことがあり，両者とも予後はIPMNを合併しない通常型膵癌より明らかに良好であることが報告されている[9]。

2018年，日本胆道学会，韓国胆膵学会，韓国肝胆膵外科による日韓合同大規模データの集計結果をもとに，IPNBをType 1とType 2に分類することができるという報告がなされ，Type 1は主に肝内胆管に発生し，約80％に肉眼的粘液産生を認め，悪性度も低く典型的なIPNBの特徴を持つ一方，Type 2は主に肝外胆管に発生し粘液産生も少なく，浸潤癌である可能性が高いとされており，Type 2 IPNBと通常型胆管癌の境界はいまだ不明瞭である[10]。Main duct type IPNBをこの分類に当てはめるならばType 2となると考えられる。実際に自験例の検討においてもmain duct type IPNB 4例中3例が浸潤癌であった。

Main duct type IPNBの重要な病理学的特徴して，高率に胆管内に表層拡大進展が存在することがあげら

表 1 IPNB 発生部位別にみた施行術式と臨床病理学的所見のまとめ

	Main duct type (n=4)	Branch duct type (n=11)	Mixed type (n=3)
腫瘍局在：左葉/右葉/肝外胆管	0/0/4	10/1/0	2/1/3
施行術式			
肝切除のみ	0	9	0
肝切除＋肝外胆管切除	0	2	3
膵頭十二指腸切除	4	0	0
肝外胆管切除のみ	0	0	0
術前画像所見			
囊胞径（mm）	N/A	35（10～90）	45（35～50）
囊胞内結節の有無（有/無）	N/A	4/7	3/0
臨床病理学的所見			
悪性（CIS含む）/良性	4/0	6/5	3/0
深達度（腺腫/境界悪性/CIS/浸潤癌）	0/0/1/3	3/2/4/2	0/0/1/2
表層拡大進展	75%（3/4）	9%（1/11）	67%（2/3）
胆管切離断端陽性率	50%（2/4）	9%（1/11）	67%（2/3）
予後			
腫瘍再発	50%（2/4）	8%（1/13）	33%（1/3）

2005年1月～2017年1月　三重大学肝胆膵・移植外科

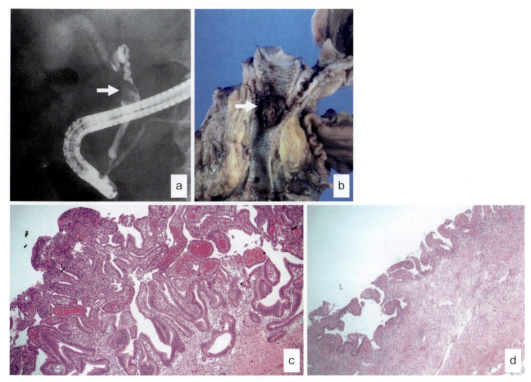

図 2　Main duct type IPNB
a：ERCP　遠位胆管に乳頭状腫瘍を認める（白矢印）。
b：切除標本（白矢印：腫瘍）。
c：線維性血管芯を持つ乳頭状腫瘍で IPNB と診断できる。
d：肝側胆管には上皮内病変を認め表層拡大進展を認める。

れる（図2）．実際に当科の検討でも4例中3例（75%）で進展を認め，うち2例で上皮内癌ではあるものの肝側胆管断端が陽性となり，いずれの症例も術後5年以上経過してから局所再発をきたした．われわれは，粘液産生胆管の診断で膵頭十二指腸切除をしたものの表層拡大進展が原因で右肝管断端が陽性となり10年以上経過して，肝右葉に局所再発をきたした IPNB の1例を経験している（図3a～c）．主膵管型 IPMN でも図3d～fに示すように主膵管内の表層拡大進展が原因で長期経過後に残膵再発をきたすことが知られている

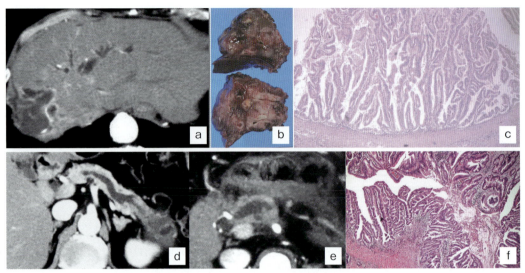

図3 Main duct type IPNB と主膵管型 IPMN の再発形式
a：1997年に粘液産生胆管癌の診断で膵頭十二指腸切除を施行。右肝管が上皮内癌で陽性となり術後10年以上経過して右肝管を中心に再発をきたし右肝切除＋肝外胆管切除を施行。
b：切除標本。
c：再発腫瘍は均一な線維性血管芯をもつ乳頭状腫瘍でIPNBと診断された。
d：主膵管型IPMNの診断で膵体尾部切除を施行。
e：術後5年以上経過して残膵に同様の膵管拡張が出現したため残膵全摘を施行した。
f：残膵の主膵管内に乳頭状腫瘍を認めIPMNの再発（上皮内癌）と診断された。

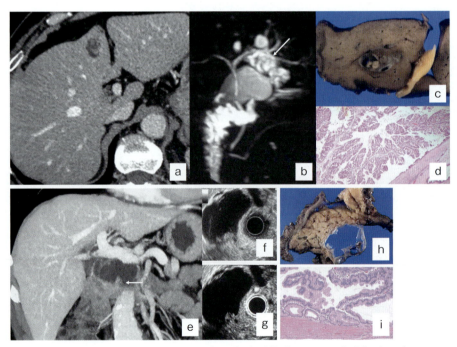

図4 Branch duct type IPNB（a〜d）と分枝型IPMNの典型像（e〜i）
a：造影CT。
b：MRCP　門脈臍部近傍に囊胞性腫瘍を認めるが肝外胆管には病変は認めない。
c：切除標本（左肝切除）。
d：均一な線維性血管芯をもつ乳頭状腫瘍でIPNB（境界悪性）と診断された。
e：造影CT　膵頭部の囊胞内に壁在結節を認める。
f，g：EUSにて囊胞内に造影される結節を認める。
h：切除標本（膵頭十二指腸切除）。
i：囊胞内に乳頭状隆起を認め細胞異型度は中等度異型までの腺腫病変であった。

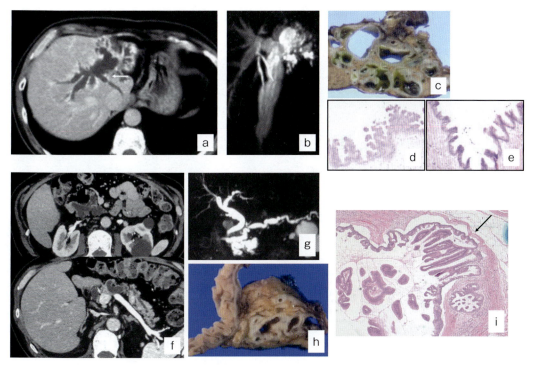

図5 Mixed type IPNB（a-e）と分枝型 IPMN の典型例（f-i）
a：造影 CT　肝左葉に多房性囊胞病変を認め，総胆管まで粘液による拡張を認める。
b：MRCP　門脈臍部近傍に囊胞性腫瘍を認め，肝外胆管の拡張も認める。
c：切除標本（左肝切除＋肝外胆管切除）。
d：均一な線維性血管芯をもつ乳頭状腫瘍で線維筋層に微小に浸潤する IPNB と診断された。
e：対側胆管断端に表層拡大進展を認める。
f：造影 CT　膵頭部に囊胞性病変（上）を認め，主膵管は 10 mm 以上に拡張している（下）。
g：MRCP にて主膵管の 10 mm 以上の拡張と膵頭部分枝膵管の拡張を認め混合型 IPMN と診断できる。
h：切除標本（膵頭十二指腸切除）。
i：囊胞内に乳頭状隆起を認め微小浸潤癌（IPMC）と診断された（黒矢印：微小浸潤部）。

が，多くの場合は再発時にも切除可能で，切除後の予後も良好であることが報告されている[10]。このような特徴的な再発形式に関しても，main duct type IPNB と主膵管型 IPMN の類似点といえる。したがって，main duct type IPNB に対して外科的切除を施行する際は肝側の胆管断端が上皮内進展によって陽性となることがあるため，その取扱には十分に注意することが重要である。

3. Branch duct type の特徴と分枝型 IPNB との類似点

Branch duct type IPNB は末梢肝内胆管から発生する囊胞性病変もしくは紡錘状の胆管拡張を特徴とする。術前画像所見では，膵における分枝型 IPMN に類似する病変である（図4）。膵分枝型 IPMN と同様に症状を呈することはほとんどなく，無症状で検診などで偶然発見されることも多い[4]。われわれの branch duct type IPNB：11 例の検討では 11 例中 10 例が肝左葉，とくに門脈臍部付近に発生することが多いことがわかった。日韓合同大規模データの集計結果から Type 1 IPNB は主に肝内胆管に発生し，約 80％で肉眼的粘液産生がみられ，20％で良性腺腫病変も含むことが明らかになった。当科の検討でも肝外胆管に発生する IPNB に比して悪性度や浸潤性は明らかに低く，11 例中 6 例は上皮内癌も含む悪性病変であったが 5 例は腺腫もしくは境界悪性病変だった。また表層拡大進展やリンパ節転移に関してもその頻度は低く，肝葉切除のみで根治が得られることが多い。膵における分枝型 IPMN より悪性病変の頻度が高いことを除けば，その画像所見や臨床病理学的特徴は膵分枝型 IPMN と類似している。

4. MixedType IPNB の特徴と混合型 IPMN との類似点

Mixed type IPNB は肝内胆管，肝外胆管両側に病変がおよび，main duct type，branch duct type 両者の特徴を併せ持っており，膵 IPMN における混合型 IPMN に相当すると考えられる（図5）。原病変である囊胞は branch duct type と同様に肝左葉に位置することが多く，総胆管へも病変が及んでいるため胆管炎

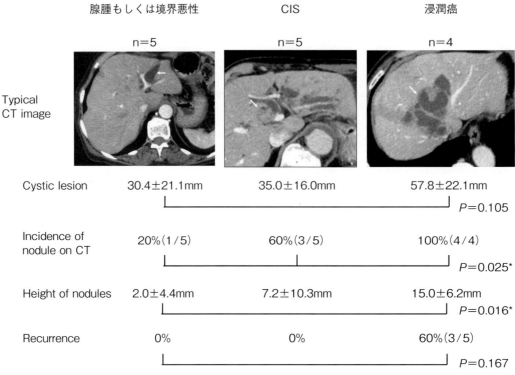

図6 腫瘍悪性度別にみた branch duct, mixed type IPNB の術前 CT 所見

症状や胆道系酵素の上昇を契機に発見されることが多い[4]。基本的には branch duct type が長期間の経過を経て囊胞径が大きくなり，mixed type IPNB に進展するものと考えられる。実際にわれわれは肝囊胞腺腫として10年以上経過観察された後，囊胞が増大し腫瘍が総胆管内にまで進展した1例を経験している[11]。本研究では3例中2例（67％）で表層拡大進展を認め，対側胆管断端や十二指腸側胆管断端が癌陽性となることがあるため，胆管断端の扱いは main duct type IPNB と同様に注意が必要である。

5．肝内胆管に発生した IPNB における術前 CT 所見の特徴：囊胞径や壁在結節の有無と腫瘍浸潤との関係について

膵 IPMN においては術前画像から囊胞径や囊胞内結節の有無や，その造影効果をもとに，国際診療ガイドラインに沿って経過観察も含めた治療方針を決定することがスタンダードになっている。また膵 IPMN の国際診療ガイドラインは2017年に変更され，主膵管型 IPMN についてはガイドライン2012が踏襲された一方，分枝型 IPMN の診療方針については以下のような変更が行われた。High risk stigmata として"造影される結節"から"造影される5mm以上の結節"に変更され，worrisome features に関しては"造影されない結節"から"5mm以下の造影される結節"に変更された。また worrisome feature としてさらに"血清 CA19-9 高値"と"2年間で5mm以上の囊胞径の増大"が付け加えられた。膵 IPMN の日常診療と治療方針の決定において囊胞径と結節の有無や高さは欠かすことができない所見であるといえる。そこでわれわれは，肝内に病変を置く14例（branch duct type：11例と mixed type：3例）を腺腫もしくは境界悪性（BilIN2-3相当）群（n＝5），CIS 群（n＝5），浸潤癌群（n＝4）に分けて囊胞径，壁在結節の頻度と高さ，術後再発の頻度を比較検討した（図6）。囊胞径に関しては有意差はないものの腺腫/境界病変 30.4±21.1mm，CIS：35.0±16.0mm，浸潤癌 57.8±22.1mm と悪性度とともに大きくなり，結節の頻度も腺腫/境界病変：20％（1/5），CIS：60％（3/5），浸潤癌：100％（4/4）と腫瘍悪性度が増すにつれて有意に増加していた。また結節の高さに関しても腺腫から浸潤癌になるにつれて有意に結節高が増していった。さらに浸潤癌では5例中3例に再発を認めた。以上の結果から肝内胆管に発生する IPNB においても囊胞径や壁在結節の有無や高さは腫瘍の malignant potential を予想するうえで非常に有用であり，膵 IPMN に習って日常診療を行うことができると考えられ，この点でも IPNB は膵 IPMN のカウンターパートとして位置付けることができ，今後，これらの術前画像所見が IPNB の診断と治療の一助となることが期待される。

おわりに

　肝内に発生するIPNBと肝外胆管に発生するIPNBでは悪性度は大きく異なり，前者を膵分枝型IPMN，後者を主膵管型IPMNに例えると臨床所見や病理学的特徴も一致し，日常診療においてIPNBの病態を理解しやすい。しかし，main duct type IPNB, すなわち，肝外胆管に発生するIPNBの中には多くの通常型乳頭型胆管癌が含まれている可能性があり今後，これらの線引をいかに行うかが課題であると考えられる。

参考文献

1) Tanaka M, Fernández-del Castillo C, Adsay V, et al.: International Association of Pancreatology. International consensus guidelines 2012 for the management of IPMN and MCN of the pancreas. Pancreatology **12**: 183-197, 2012.
2) Chen TC, Nakanuma Y, Zen Y, et al.: Intraductal papillary neoplasia of the liver associated with hepatolithiasis. Hepatology **34**: 651-658, 2001.
3) Nakanuma Y, Curado MP, Franceschi S, et al.: Intrahepatic cholangiocarcinoma. World Health Organization Classification of Tumours. Pathology and Genetics of Tumours of the Digestive System. Lyon: IARC Press, 2010: 217-224.
4) Kato H, Tabata M, Azumi Y, et al.: Proposal for a morphological classification of intraductal papillary neoplasm of the bile duct (IPN-B). J Hepatobiliary Pancreat sci **20**: 165-172, 2013.
5) Onoe S, Shimoyama Y, Ebata T, et al.: Clinicopathological significance of mucin production in patients with papillary cholangiocarcinoma. World J Surg **39**: 1177-1184, 2015.
6) 全　陽　Intraductal papillary neoplasm of the bile duct (IPNB) をめぐる最近の議論．胆道 **30**: 212-219, 2016.
7) Onoe S, Shimoyama Y, Ebata T, et al.: Prognostic delineation of papillary cholangiocarcinoma based on the invasive proportion: a single-institution study with 184 patients. Surgery **155**: 280-291, 2014.
8) Onoe S, Shimoyama Y, Ebata T, et al.: Clinicopathological significance of mucin production in patients with papillary cholangiocarcinoma. World J Surg **39**: 1177-1184, 2015.
9) 山口幸二，金光秀一，羽鳥　隆，ほか：IPMN由来浸潤癌とIPMN併存膵癌．膵臓 **27**: 563-571, 2012.
10) Nakanuma Y, Jang KT, Fukushima N, et al.: A statement by the Japan-Korea expert pathologists for future clinicopathological and molecular analyses toward consensus building of intraductal papillary neoplasm of the bile duct through several opinions at the present stage. J Hepatobiliary Pancreat Sci **25**: 181-187, 2018.
11) 廣野誠子，山上裕機：膵管内乳頭粘液性腫瘍の外科的治療―up-to-date―．膵臓 **33**: 111-117, 2018.
12) 加藤宏之，臼井正信，田端正己ほか：【IPMNとIPNB】IPNBの手術方針と実際．外科 **78**: 1196-1204, 2016.

＊　　＊　　＊

監修：日本消化器内視鏡学会

上部・下部消化管内視鏡スクリーニング検査を行う
すべての医療従事者のマニュアル本として…

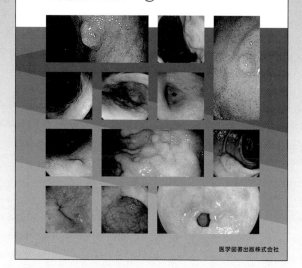

上部消化管内視鏡スクリーニング検査マニュアル

A4 版　フルカラー
定価：（本体 4,800 円 + 税）
ISBN：978-4-86517-216-4

下部消化管内視鏡スクリーニング検査マニュアル

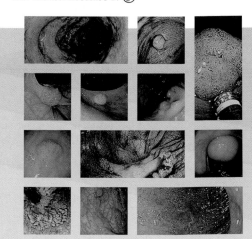

A4 版　フルカラー
定価：（本体 4,800 円 + 税）
ISBN：978-4-86517-268-3

詳しくは▶URL：http://www.igakutosho.co.jp または、医学図書出版 で 検索

医学図書出版株式会社

〒113-0033 東京都文京区本郷 2-27-18（本郷 BN ビル 2 階）
TEL：03-3811-8210　FAX：03-3811-8236
URL：http://www.igakutosho.co.jp
E-mail：info@igakutosho.co.jp

特集

胆管内乳頭状腫瘍（IPNB）の病態と診療の現状

IPNB の画像による鑑別診断

小森　隆弘[1]・井上　　大[1]・小坂　一斗[1]・出雲崎　晃[1]
松原　崇史[1]・高橋　直幹[2]・小林　　聡[1]・蒲田　敏文[1]

要約：胆管内乳頭状腫瘍（intraductal papillary neoplasm of the bile duct：IPNB）は2010年 WHO 分類に概念が記載された疾患である。従来の胆管内発育型肝内胆管癌，さらに卵巣間質をもたない胆管嚢胞腺腫/癌として報告されてきた病変，胆管乳頭腫（症），乳頭型胆道癌の一部が含まれる。肝内大型胆管，肝門部領域胆管，遠位胆管のいずれにも発生し，肝内では嚢胞形成する場合が多い。画像診断学的には鋳型/紡錘型 IPNB は胆管癌，転移性肝腫瘍などと，嚢胞形成型 IPNB は肝粘液性嚢胞性腫瘍（mucinous cystic neoplasm：MCN），胆管周囲嚢胞，出血性嚢胞，炎症性嚢胞（エキノコッカスなどの寄生虫感染，膿瘍）などの嚢胞性腫瘍との鑑別が重要となる。本稿では IPNB に特徴的な画像所見を中心に説明し，鑑別疾患・鑑別点を交えて説明する。

Key words：IPNB，乳頭型胆管癌，cystic IPNB，MCN of the liver

はじめに

　IPNB は 2010 年 WHO 分類に疾患概念が記載されて以降，さまざまな検討・報告がなされ，また膵管内乳頭状粘液性腫瘍（intraductal papillary mucinous neoplasm：IPMN）との類似性から膵 IPMN のカウンターパートとも考えられている。従来の胆管内発育型肝内胆管癌，卵巣間質をもたない胆管嚢胞腺腫/癌として報告されてきた病変，胆管乳頭腫（症），乳頭型胆道癌の一部が含まれる[1,2]とされるが，IPNB と乳頭型胆管癌の区分，およびそれらの定義については，盛んな議論がなされ，まだ一定のコンセンサスに至っていないのが現状である。IPNB はその発生部位，粘液産生の程度によりさまざまな形態（鋳型/紡錘型/嚢胞形成型）をとることが知られており，その腫瘍形態に応じて多様な鑑別疾患があげられる。IPNB が取りうるパターンおよびそれらの画像的特徴を理解することで，IPNB の診断に迫ることができると考える。

I．IPNB の画像所見

　IPNB は胆管内に乳頭状に発育する充実部を有し，粘液産生の程度に応じて胆管拡張，また嚢胞状の形態を示すことが知られている。大量の粘液産生を示す場合は腫瘍の上流側胆管のみならず，下流側の胆管拡張も伴う（表1）。以上の所見を踏まえて IPNB が取り得る形態のシェーマを図1に示す[3]。

　鋳型の形態を示す IPNB（図 1a）は充実部のサイズにもよるが，乳頭状の充実部が胆管内腔にはまり込み上流胆管の拡張を示すものが存在する（図2）。ただし症例によっては充実部のサイズが小さく，胆管拡張が目立たない症例もある。

　一方紡錘型の形態を示す IPNB（図 1b）においては多くが胆管内腔に乳頭状の充実病変を認め，病変部に紡錘状の胆管拡張を示し，上流の胆管拡張ないしは，上流および下流の胆管拡張を認めるものがある。胆管拡張の程度は粘液産生の程度に依存する。

　嚢胞形成型の IPNB は嚢胞壁に乳頭状病変を認めることが多い。ほとんどが肝内に認められ，過剰な粘液

Imaging Findings of Intraductal Papillary Neoplasm of the Bile Duct (IPNB) and its Differential Diagnosis
Takahiro Komori et al
1) 金沢大学放射線科（〒920-8641 金沢市宝町13-1）
2) Mayo Clinic 放射線科

表 1

a：乳頭状病変の局在	b：乳頭状病変の形態	c：粘液の過剰産生
肝内胆管	結節状	あり 胆管拡張（囊状/紡錘状） 肝内の嚢胞形成**
肝門部胆管 肝外胆管 多発 不明*	シダ状	なし

IPNB は，a：肝内，b：シダ状，c：囊胞形成パターンが多い。
 a：多発例では術式判定や術後再発に注意が必要。
 b：結節状の場合は PCC と鑑別を要する(異同についてはコンセンサスは得られていない)。
 c：囊胞形成型では肝嚢胞や MCN が鑑別になる。
肝外胆管・結節状・粘液過剰産生（−）例の報告もある。
 ＊：病変のサイズや撮影装置の検出精度に依存。
＊＊：画像上，肝内胆管との交通が明瞭なもの（瘤状，憩室型），肝内胆管との交通が不明瞭なもの（嚢胞型）が存在する。

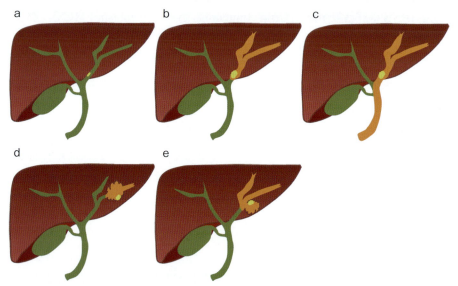

図 1　IPNB の腫瘍形態（橙色は粘液産生による拡張部を示す）（文献 3 より引用改変）
 a：胆管内に充実部を認める。胆管拡張は乏しい（鋳型）。
 b：胆管内に充実部を認める。粘液産生に伴い，充実部近傍で紡錘状に胆管は拡張，粘液産生の程度により上流胆管の拡張を伴う（紡錘型）。
 c：拡張胆管壁に充実部を認める。多量の粘液産生により上流および下流の胆管拡張を伴う。
 d：囊胞状腫瘤を形成し隣接胆管に拡張を伴う（瘤状拡張型）。
 e：囊胞状腫瘤を形成し隣接胆管に拡張を伴う（憩室様拡張型）。
 ＊粘液産生の程度により隣接胆管に拡張を伴わない場合あり。
　ただし囊胞形成型において胆管との交通が不明瞭で分類が難しい症例も存在する。
　また，いずれの形態においても充実部の同定が難しい場合，また画像上，壁肥厚としてのみ認識できる場合がある。

産生により嚢胞状の胆管拡張を示し隣接する末梢胆管の拡張を伴う。嚢胞形成の形状から瘤状の胆管拡張を示すもの（図 1d），憩室様の胆管拡張を示すもの（図 1e）が報告されている[4]（図 3）。

胆管内に発育する乳頭状病変はシダ状を示すことが多く，ダイナミック CT・MRI は乳頭状病変の同定に有用である。充実部に関する造影効果に関してはさまざまであるが，腫瘍の間質量を反映し，単純 CT では肝実質と比較して低吸収，造影 CT あるいは MRI での増強効果が弱いことが多いと考えられている[5]。また MRI では T2 強調画像で拡張胆管内に欠損像として充実部が描出されることもあるが，胆管内の信号が不均

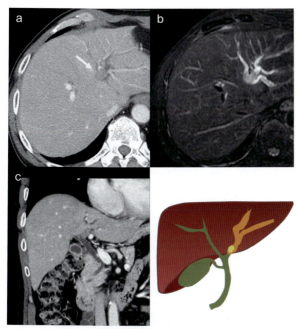

図2 50歳代，男性　鋳型のIPNB
a：造影CT門脈相，b：MRI T2強調画像，c：造影CT冠状断像

左肝管〜左右肝管合流部にかけて胆管内に発育する腫瘤性病変（矢印）を認める。腫瘤上流の肝内胆管は軽度拡張を示す。MRI T2強調画像では充実部は周囲肝実質より高信号を示す。充実部より下流の胆管も軽度拡張を認める。図1bに相当する。

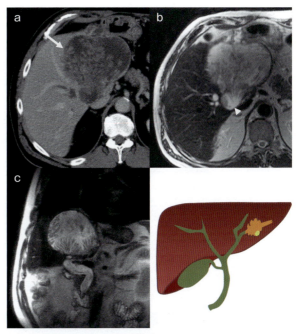

図3 60歳代，男性　囊胞型。瘤状拡張型のIPNB
a：造影CT門脈相，b：MRI T2強調画像，c：MRI T2強調画像　冠状断像

肝左葉を占める長径12大の囊胞性腫瘤を認める。囊胞壁よりシダ状に隆起する充実性病変（矢印）を認める。囊胞内容は水と同等の信号を示す。また囊胞は左肝管との連続を認め（矢頭），総胆管と右肝管にも拡張を伴っており，多量の粘液産生が示唆される所見である。腫瘤上流の肝内胆管にも拡張を認め，肝外側区の実質は高度に萎縮している。CT・MRI上，明らかな周囲浸潤を疑う所見は指摘できなかった。図1dに相当する。

一な場合や充実部のサイズが小さい場合，胆管拡張が乏しい場合には充実部が不明瞭であることも多い。IPNBは胆管壁に沿って水平方向に進展する傾向を有し，垂直進展を示す非乳頭状胆管癌（平坦型，結節型）と比較して乳頭状病変外の壁濃染，壁肥厚を認めることは少ない（ただし，炎症などに伴う二次性の壁肥厚を示す場合もあり，評価は慎重に行うことが重要）。またIPNBは通常胆管と交通を有しているが，CT・MRIで確認が困難である場合がある。その場合，侵襲的な検査となるが胆道直接造影を用いて，腫瘍と胆管の交通を確認することが重要であり，後述する肝囊胞性粘液性腫瘍（mucinous cystic neoplasm：MCN）との鑑別のキーポイントの一つとなる[6]。

IPNBの発生部位に関する報告はさまざまであり，肝内胆管に発生することが多いとするものもあれば[7]，肝門部に発生することが多いとする報告もみられる[8]。自験例では前者と同様に肝内胆管での発生が多く，かつ肝内胆管症例の多くが囊胞形成型を示していた。

II．IPNBの鑑別疾患

IPNBは先述のごとく，腫瘤形態から鋳型，紡錘型，囊胞形成型に大別することができる（図1）。形態によって鑑別疾患となる疾患が異なり，鋳型または紡錘型IPNBの鑑別疾患と囊胞形成型IPNBの鑑別疾患をそれぞれ分けて説明する。

1．鋳型・紡錘型IPNBの鑑別疾患

鋳型・紡錘型IPNBでは鑑別として，乳頭型胆管癌の一部，非乳頭型胆管癌（結節型，平坦型），転移性肝腫瘍があげられる。IPNBは非乳頭状胆管癌と比べて手術後の予後がよいため[2]，両者の鑑別は重要である。

非乳頭状胆管癌ではIPNBとは異なり垂直方向へ進展しやすく，胆管壁の肥厚，胆管内腔の狭窄を示すことが多い。そのため，読影に際して進展方向を丁寧かつ慎重に評価することが重要である（典型例を図4に示す）。また胆管内発育型，および乳頭型胆管癌と結節型胆管癌のMRI所見の比較検討では，充実部の増強効

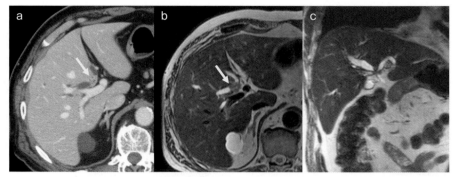

図4 60歳代，男性　平坦浸潤型胆管癌
a：造影CT門脈相，b：MRI T2強調画像，c：MRI T2強調画像 冠状断像
　肝門部，左右肝管合流部に壁肥厚を認める。胆管内腔の狭小化を伴い，肝内胆管の拡張をきたしている。IPNBとは異なり，腫瘍部胆管の拡張は認められない。前枝，後枝，B4・B2+3の4枝それぞれ泣き別れの状態であり，胆管壁周囲にも不整像を認めた。

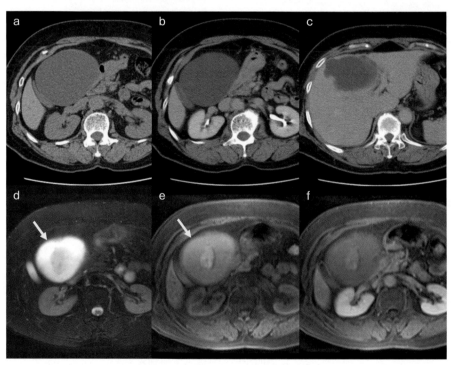

図5 70歳代，女性　肝MCN
a：単純CT，b，c：造影CT後期相，d：MRI脂肪抑制T2強調画像，e：造影前MRI脂肪抑制T1強調画像，f：造影MRI T1WI後期相
　肝S4から尾側方向に大きく突出する囊胞性病変を認める。長径11 cm大，一部多房性で隔壁がやや淡く濃染も明らかな充実部は認めなかった。MRIで囊胞内容はT1強調画像で高信号，脂肪抑制T2強調画像で強い高信号を示した。囊胞内尾側には脂肪抑制T2強調画像で不均一な低信号，脂肪抑制T1強調画像で高信号を示す領域を認め，出血が疑われた。術前は出血性囊胞が疑われたが，術後，囊胞壁に卵巣様間質を伴う充実部が証明され肝MCNと診断された。

果，充実部に隣接する壁肥厚の有無，充実部の多発性，充実部近傍の胆管狭窄，充実部の形状，上流および下流胆管の拡張を評価し，それぞれを組み合わせることで鑑別が可能とする報告もなされており[9]，複数の所見から総合的に評価し鑑別を進めていく必要がある。

　転移性肝癌や肝細胞癌では胆管浸潤を示すことがある。通常であれば肝内腫瘤と連続した進展を示し胆管浸潤・腫瘍栓の形成を確認することで鑑別につながるが，ごくまれに胆管病変のみの場合も存在する。IPNBとの鑑別に際しては背景の慢性疾患の有無，悪性腫瘍

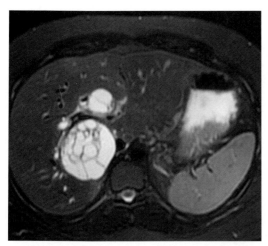

図6 20歳代，女性　肝MCN（MRI脂肪抑制T2強調画像）
肝右葉にcyst-in-cyst appearanceを示す囊胞性腫瘤を認める。

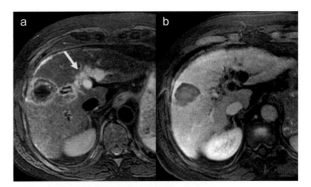

図7 60歳代，男性　胆管周囲囊
a：MRI脂肪抑制T2強調画像
b：造影MRI後期相
肝門部には囊胞性病変が集簇（矢印），MRI上，胆管との交通ははっきりとしない。B2, B3に軽度拡張あり。明らかな充実部は認めず，経過でサイズに変化なし。臨床的に胆管周囲囊胞と診断されている。一見，多房性囊胞性腫瘍様にもみえ，囊胞形成型IPNBが鑑別にあがる。S8/5にはRFA後変化あり。

の既往の有無，腫瘍マーカーなどの情報も考慮することが重要である。

また最近ではIPNBと乳頭状胆管癌（papillary cholangiocarcinoma：PCC）の鑑別に関しても盛んに議論されている。病理学的に乳頭状腫瘍の一部に細い線維血管性茎を認めればIPNBとする考え方，IPNBとPCCを分類しない考え方，IPNBとPCCを厳密に分類する考え方，またIPNBをⅠ型，Ⅱ型に分類する考え方などが存在し[10,11]，一定のコンセンサスが得られていないのが現状である。病理学的所見，分類の確立が期待されるとともに，それらを反映した画像による検討を行っていくことが今後必要となるだろう。

2．囊胞形成型IPNBの鑑別疾患

囊胞形成型IPNBでは肝MCN，転移性肝腫瘍，胆管周囲囊胞（peribiliary cyst），出血性または感染性肝囊胞（エキノコッカスなど），肝膿瘍などが鑑別疾患としてあげられる。

肝MCNは胆管囊胞腺腫，腺癌とされていた病変のうち，卵巣様間質を有し囊胞性の上皮性腫瘍で立方～円柱の粘液産生性上皮から成る囊胞性腫瘍である。疫学的にはアジアに少なく，欧米に多い[12]。またほぼ全例が女性であり，左葉に好発，また胆管との交通性はないことが多い。形態的には単房性，あるいは多房性囊胞を示す。囊胞壁に接した小囊胞構造（cyst-in-cyst構造）は肝MCNに特徴的な所見と考えられる。囊胞壁に結節病変を認めることもある（肝MCNの症例を図5, 6に示す）。囊胞形成型IPNBとの鑑別においては胆管との交通性を確認することが鑑別点となるが，直接胆道造影などの侵襲的な検査を行っても胆管と腫瘍の交通性を証明することが難しいことも多い。またまれではあるが肝MCNと胆管との交通性がみられたとする報告も存在する[13,14]。囊胞内容の性状の違いも鑑別に有用とする報告もあるが，囊胞性状が必ずしも一定しているとはいえず，鑑別の際はこれまでに示した画像所見に加え，臨床疫学的な情報も加味して総合的に評価し，診断を進めていくことが重要である。

胆管周囲囊胞は硬変肝（とくにアルコール性肝硬変）に多くみられるとされ，胆管付属腺炎による付属腺あるいはその導管の拡張であるとされている。画像で確認されることもあり，一般的に単房性，数mm～2cm程度の病変が多発する。時に多房状囊胞性病変に類似した像を示したり，肝門部での胆管圧排により末梢肝内胆管拡張を伴ったりする場合も存在し[15]（図6に示す），充実部の同定が難しい多房性囊胞性腫瘍との鑑別（囊胞形成型IPNBを含む）が必要となることもある。しかしほとんどの場合は大型のグリソン鞘に沿った多囊胞形態を確認できれば胆管周囲囊胞の診断はそれほど難しくはない。

出血性囊胞は内部にdebrisまたは隔壁様の構造を伴うことがある。多くの場合，造影で造影効果を示さず，囊胞と胆管との交通性はない（図7）。MRIではT1強調画像で高信号を示す。超音波検査では囊胞内に浮遊するfibrin nestが確認できるが，同様の所見がMRI T2強調像でも同定可能である。このような所見を認めた場合，出血性囊胞の診断は比較的容易であるが，ピットフォールとして，囊胞壁に凝血塊の付着し，肉芽および血管新生が生じることで，造影CT, MRIで囊胞壁内面不整，増強効果を呈する場合があることに留意が必要である。出血性囊胞がより疑わしい場合

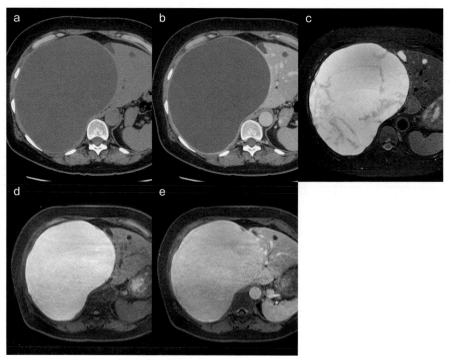

図 8　50 歳代，女性　出血性嚢胞
a：単純 CT，b：造影 CT 後期相，c：MRI 脂肪抑制 T2 強調画像，d：造影前 MRI 脂肪抑制 T1 強調画像，e：造影 MRI 後期相
肝右葉に 20 cm 弱の境界明瞭な嚢胞性腫瘍を認める。嚢胞内容は CT で水濃度より高吸収，脂肪抑制 T1 強調画像で高信号，脂肪抑制 T2 強調画像で著明な高信号を示す。T2 強調画像では内部に低信号を示す隔壁様構造を伴っているが，造影で明らかな造影効果は指摘できない。造影効果を示す充実部は認めなかった。術後，出血性嚢胞と診断された。

は経過でサイズの変化をみることも一助となるだろう。

おわりに

　IPNB の画像的特徴，鑑別疾患，および鑑別ポイントに関して概説した。IPNB はその腫瘍形態によって鑑別疾患が異なり，多様な鑑別疾患があげられる。IPNB の imaging manifestation を整理し，それぞれの形態に応じた鑑別疾患について，詳細に読影していくことが重要である。また IPNB の疾患概念，およびその定義に関しては病理医を中心に現在も盛んな議論が行われているところである。画像診断学の面からもさらなる症例の蓄積と検討が必要であるとともに，最新の画像技術を用いて，新たな知見を見出していく必要があると考える。

参考文献

1) Zen Y, Fujii T, Itatsu K, et al.：Biliary cystic tumors with bile duct communication：a cystic variant of intraductal papillary neoplasm of the bile duct. Mod Pathol 19：1243-1254, 2006.
2) Zen Y, Fujii T, Itatsu K, et al.：Biliary papillary tumors share pathological features with intraductal papillary mucinous neoplasm of the pancreas. Hepatology 44：1333-1343, 2006.
3) 小森隆弘，井上　大，松原崇史，ほか：Intraductal papillary neoplasm of the bile duct (IPNB) の臨床像・画像診断．肝胆膵 75：1063-1069，2017.
4) Lim JH, Zen Y, Jang KT, et al.：Cyst-forming intraductal papillary neoplasm of the bile ducts：description of imaging and pathologic aspects. Am J Roentgenol 197：1111-1120, 2011.
5) 竹原康雄，高橋　護：胆道癌（肝外胆道）の画像診断．MRI による胆道癌術前評価と診断．臨画像 24：1109-1119，2008.
6) Zen Y, Pedica F, Patcha VR, et al.：Mucinous cystic neoplasms of the liver：a clinicopathological study and comparison with intraductal papillary neoplasms of the bile duct. Mod Pathol 24：1079-1089, 2011.
7) Jung G, Park KM, Lee SS, et al.：Long-term clinical outcome of the surgically resected intraductal papillary neoplasm of the bile duct. J Hepatol 57：787-793, 2012.
8) Rocha FG, Lee H, Katabi N, et al.：Intraductal papillary neoplasm of the bile duct：a biliary equivalent to intraductal papillary mucinous neoplasm of the pan-

creas? Hepatology **56**:1352-1360, 2012.
9) Kim JE, Lee JM, Kim SH, et al.:Differentiation of intraductal growing-type cholangiocarcinomas from nodular-type cholangiocarcinomas at biliary MR imaging with MR cholangiography. Radiology **257**:364-372, 2010.
10) 全　陽:Intraductal papillary neoplasm of the bile duct(IPNB)をめぐる最近の議論. 胆道 **30**:212-219, 2016.
11) Nakanuma Y, Jang KT, Fukushima N, et al.:A statement by the Japan-Korea expert pathologists for future clinicopathological and molecular analyses toward consensus building of intraductal papillary neoplasm of the bile duct through several opinions at the present stage. J Hepatobiliary Pancreat Sci **25**:181-187, 2018.
12) Zen Y, Jang KT, Ahn S, et al.:Intraductal papillary neoplasms and mucinous cystic neoplasms of the hepatobiliary system:demographic differences between Asian and Western populations, and comparison with pancreatic counterparts. Histopathology **65**:164-173, 2014.
13) 皆川正己, 竹田　泰:胆管内乳頭状腫瘍の外科的治療. 肝胆膵 **58**:793-798, 2009.
14) 全　陽, 中沼安二:胆道粘液産生性腫瘍の病理診断. 病理と臨床 **27**:546-553, 2009.
15) 松原崇史, 蒲田敏文, 小坂一斗, ほか:IPNBの画像診断. 臨画像 **27**:1337-1345, 2011.

* * *

胆と膵 36巻臨時増刊特大号

医学図書出版ホームページでも販売中
http://www.igakutosho.co.jp

ERCP マスターへのロードマップ（DVD付）

企画：糸井 隆夫

序文：ERCP マスター，マイスター，マエストロ

【処置具の最新情報】
・診療報酬からみた胆膵内視鏡手技と ERCP 関連手技処置具の up-to-date

【基本編】
・主乳頭に対するカニュレーションの基本―スタンダード法，Wire-guided Cannulation 法，膵管ガイドワイヤー法―
・副乳頭へのカニュレーション Cannulation of the Minor Papilla
・内視鏡的乳頭括約筋切開下切石術（Endoscopic Sphincterotomized Lithotomy：EST-L）
・EPBD（+ EST）+胆管結石除去
・EPLBD（+ EST）+胆管結石除去
・経乳頭的胆管・膵管生検　細胞診
・膵石除去・膵管ドレナージ
・胆管ドレナージ（良悪性）（ENBD, PS）
・胆管ドレナージ（MS）
・急性胆嚢炎に対する経乳頭的胆嚢ドレナージ

【応用編】
・スコープ挿入困難例に対する対処法
・プレカット
・電子スコープを用いた経口胆道鏡検査
・POCS（SpyGlass）（診断・治療）
・経口膵管鏡（電子スコープ, SpyGlass）
・内視鏡的乳頭切除術
・十二指腸ステンティング（ダブルステンティングも含めて）
・Roux-en-Y 再建術を中心とした，術後腸管再建症例に対するシングルバルーン内視鏡を用いた ERCP
・術後腸管の胆膵疾患に対するダブルバルーン内視鏡治療

【トラブルシューティング編】
・スコープ操作に伴う消化管穿孔
・デバイス操作に伴う後腹膜穿孔―下部胆管の局所解剖も含めて―
・EST 後合併症（出血，穿孔）
・胆管，膵管閉塞困難例（SSR, Rendez-vous 法）
・胆管内迷入ステントの回収法
・胆管メタルステント閉塞（トリミング，抜去）
　―十二指腸ステントとあわせて―
・膵管プラスチックステント迷入に対する内視鏡的回収法
・胆管結石嵌頓
・膵管結石嵌頓
　―膵管結石除去時のバスケット嵌頓に対するトラブルシューティング―

【座談会】
・ERCP マスターへのロードマップをこれまでどう描いてきたか，これからどう描いていくのか？

今回の胆と膵臨時増刊特大号のメニューは、
ERCP マスターへのロードマップ（DVD付）
でございます。

＊前 菜：処置具の最新情報
＊メインディッシュ：
　基本編、応用編、トラブルシューティング編
　～28名のエキスパートによる動画（DVD）解説付～
＊デザート：
　座談会「ERCP マスターへのロードマップをこれまでどう描いてきたか，これからどう描いていくのか？」
～ページの向こうに広がる ERCP の世界をどうぞご堪能下さい！

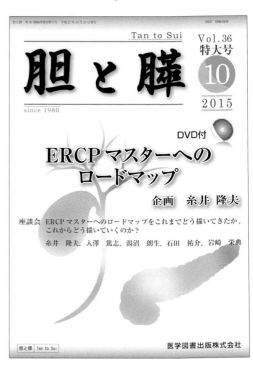

本体 5,000 円＋税

医学図書出版株式会社

特集

胆管内乳頭状腫瘍（IPNB）の病態と診療の現状

IPNB の経口胆道鏡による診断

山本健治郎[1]・祖父尼　淳[1]・土屋　貴愛[1]・石井健太郎[1]・田中　麗奈[1]
殿塚　亮祐[1]・本定　三季[1]・向井俊太郎[1]・藤田　充[1]・朝井　靖二[1]
松波　幸寿[1]・黒澤　貴志[1]・小嶋　啓之[1]・糸井　隆夫[1]

要約：胆管内乳頭状腫瘍（intraductal papillary neoplasm of the bile duct：IPNB）は胆管内腔に乳頭状発育を示す胆管上皮性腫瘍の総称である。その特徴は腫瘍が産生する粘液で胆管が拡張することと、胆管長軸方向に上皮内を進展することである。したがって、外科的切除の際には胆管水平方向の進展の正確な診断、すなわち切除断端が陰性になるように病変範囲を正確に診断することは術式決定において重要であり、腫瘍自体を直接観察可能で、さらに直視下生検が可能な胆道鏡はその中心的な位置付けである。とくに経口胆道鏡（peroral cholangioscopy：POCS）は、瘻孔を形成する必要がなく、初回 ERC 時から直接観察が可能であり、また瘻孔播種の危険性がないという点から IPNB の診断において担う役割は大きい。

Key words：IPNB, 経口胆道鏡, 表層拡大進展

はじめに

胆管内乳頭状腫瘍（intraductal papillary neoplasm of the bile duct：IPNB）は胆管内腔に乳頭状発育を示す胆管上皮性腫瘍の総称である[1,2]。2010 年に WHO 分類が改訂され、胆管癌の前癌・早期癌病変として周知された[3,4]。IPNB の特徴は腫瘍が産生する粘液で胆管が拡張すること、そして浸潤傾向に乏しく、胆管長軸方向に上皮内を進展することである[1,2]。IPNB は、通常型胆管癌と比較すると、切除後の予後が良好であることから、切除範囲の決定、すなわち上皮内進展の正確な範囲診断が極めて重要といえる。

主病巣は造影 CT や造影 MRI により濃染される胆管壁肥厚を同定することで診断が可能となるが、胆管壁に沿って上皮内を進展する側方進展は、胆管壁肥厚を伴わない場合が多く、CT や MRI での診断には限界がある。侵襲性はあるものの胆道鏡や管腔内超音波（intraductal ultrasonography：IDUS）は側方進展を診断する有用なモダリティである。とくに瘻孔形成の必要のない経口胆道鏡（peroral cholangioscopy：POCS）は、直視下に腫瘍粘膜を観察することや切除範囲決定のための step biopsy が contamination なく可能な点で非常に有用といえる。そこで本稿では、IPNB に対する POCS の役割について、自験例を踏まえて述べてみたい。

I．IPNB の病理学的特徴

通常の胆管癌では胆管壁の垂直方向に浸潤傾向を示す場合（垂直進展）が多いが、IPNB における進展様式は胆管内腔へむけて発育するか、あるいは隣接する胆管上皮細胞を置換するように進展する場合（水平進展）が多い[5]。とくに水平進展は表層拡大進展と表現され、IPNB においてもっとも特徴的な進展様式とされる。また切除標本の同一病変内に混在する adenoma や borderline 病変の存在から、癌化において adenoma-carcinoma sequence が示唆されており[6]、主病

Peroral Cholangioscopy for Diagnosis of Intraductal Papillary Neoplasm of the Bile Duct
Kenjiro Yamamoto et al
1）東京医科大学臨床医学系消化器内科学分野
（〒160-0023 新宿区西新宿 6-7-1）

変周囲に広がる胆管異型上皮は新たな癌の発生母地となると考えられる。したがってこのような病理学的特徴から，外科的切除の際に，切除断端が陰性になるように表層拡大進展範囲を正確に診断するためのモダリティは必須であり，胆管病変を直視下に観察可能な胆道鏡は診断的有用性が極めて高いといえる。

II．IPNBの診断法

IPNBが疑われた場合には，まず非侵襲的な画像検査であるUS，CT，MRIで局在診断を行う。これらの画像検査によりどの胆管もしくは肝区域に病変が存在するかはある程度診断できる。しかしIPNBに特徴とされる粘液の存在を確認することや前述した水平進展についての局在診断はこれらの画像検査をもってしても困難なことが多い[7]。したがって，侵襲的検査である直接胆管造影，IDUSや胆道鏡が必要となってくる。粘液の存在は，内視鏡で乳頭部の開大と粘液の排出を確認する，あるいは胆管造影において粘液栓を描出することで確認できる。しかし，胆管造影上，粘液で拡張した胆管が造影されることはあっても，その粘液により水平進展はおろか乳頭状に隆起する主病変自体を同定することは困難なことが多い。一方，IDUSは，主病変の乳頭状隆起や主病変周囲に進展する胆管壁肥厚，そして粘液の描出が可能で，ERC時に簡便に施行でき，ガイドワイヤーに追従させて進めていくことができるため観察範囲を広く捉えることができる。IDUSを併用することで胆管造影では粘液のためはっきりしなかった乳頭状隆起の局在診断に加え，水平方向への進展も壁肥厚として捉えられることが可能となり診断能を向上させることができる。一方，IDUSで捉えた表層拡大進展の範囲が実際の切除標本の進展範囲と一致しないことも経験する。したがってIPNBの精査においては，以下の理由から胆道鏡が中心的な位置付けとなる。第一に腫瘍自体を直接観察可能なことである。前述したように主病巣である乳頭状隆起はCT，MRIで捉えられることもあるが，主病巣から胆管長軸に沿って広がる表層拡大進展の評価は困難である。胆道鏡はこの表層拡大進展による上皮性変化を捉えることが可能である。第二に，直視下生検が可能なことである。直接観察でも全く正常にみえる表層進展もあることから，切除範囲決定のためのstep biopsyにより進展範囲の正確な診断が可能となる。また透視下生検の場合，腫瘍部より肝側を生検する場合，生検鉗子が腫瘍を擦ってしまうため，病理結果が偽陽性となることがある（contamination）。しかし，胆道鏡を用いて直視下に生検すればcontaminationすることなく生検可能である[8,9]。

III．胆道鏡の種類と特徴

胆道鏡は，アプローチルートにより経皮胆道鏡（percutaneous transhepatic cholangioscopy：PTCS）とPOCSの二つがある。一般的に経皮的に胆道ドレナージを行ってから施行するPTCSのほうが，チャンネル径が大きいため多量の水で粘液を洗い流すことができ粘液除去に優れ，かつ操作性がよく，十分な視野を確保できるため観察範囲も広く詳細な観察が可能である[10]。しかし，PTCSは瘻孔形成までの期間が必要なため観察までに時間を要することや，瘻孔を介しての播種の報告もある[11]。したがって現在のPTCSの適応は限定的で，POCSが困難な症例（経口的な内視鏡処置が困難な症例，消化管術後などで乳頭まで内視鏡到達が困難な症例，末梢の肝内胆管病変で病変部までPOCSが挿入困難な症例）となる。

一方POCSはPTCSと比較して，瘻孔を形成する必要がなく，初回ERC時から直接観察が可能であり，また瘻孔播種の危険性がないという利点がある。もちろんPOCSは経口ルートゆえアプローチルートが長くなり，操作が煩雑かつ困難なため観察範囲が限定される恐れもある。しかしながらIPNBにおいては手術の際の切除範囲を決定するうえで，腫瘍下流側の切除ラインが重要であり，胆道鏡の到達は経乳頭的アプローチでも十分可能と考えられる。

親子式電子経口胆道鏡で現在市販されているのはオリンパス社製のCHF-B260，CHF-BP260，ペンタックス社製のFCP-P9，そしてボストン・サイエンティフィック社のSpyGlass™DSである。オリンパス社製の胆道鏡は2方向の先端屈曲性能を有し，視野角90°の電子スコープで，narrow band imaging（NBI）が使用可能である。胆道鏡の通常光観察で粘膜病変の伸展評価が難しい場合においてNBIで粘膜表層の毛細血管や粘膜微細模様が強調され腫瘍粘膜の境界が明らかになったと報告されている[12〜14]。また鉗子口径が1.2 mmあり，3 Frまでの生検鉗子などの処置具の挿入が可能である。これらの胆道鏡の鉗子口は1ヵ所であるため，送水，処置具の挿入を同時に行う際には，鉗子口にY字コネクターを装着し送水と処置具の挿入を同時に行う必要がある[15]。一方で，ボストン・サイエンティフィック社製の胆道鏡の最大の特徴はディスポーザブルという点であり，アングルが4方向で，子スコープの動きを主体にし，親スコープは微調整程

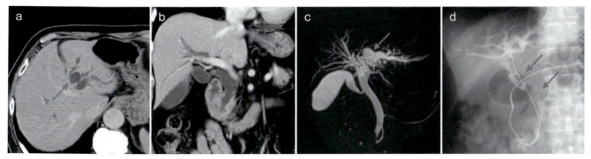

図 1

a, b：腹部 CT 像
　総胆管と左肝内胆管の拡張を認める。左胆管起始部に交通を有する囊胞性病変（→）もみられる。胆管内に明らかな乳頭状病変は指摘できない。

　c：MRCP 像
　CT 同様，胆管の拡張を認め，左胆管起始部に囊胞性病変（→）もみられる。胆管内に明らかな乳頭状病変は指摘できない。

　d：ERCP 像
　総胆管と左肝内胆管の拡張があり，粘液によると思われる陰影欠損（→）を認める。

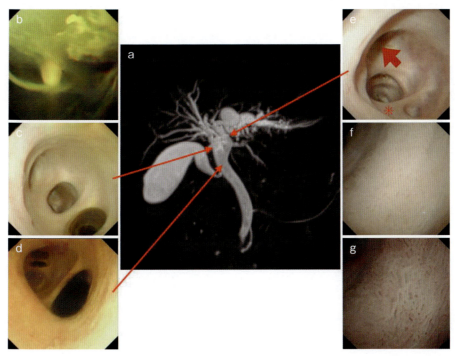

図 2

a：MRCP 像，b～g：POCS 像
b：胆管内は多量の粘液により視野不良である。
c：右胆管起始部は正常である。
d：肝門部は正常である。
e：B2/3 分岐部手前に囊胞状病変（➡）があり，その囊胞内から連続していくら状・顆粒状粘膜が左胆管起始部（＊）まで認められる。
f：（＊の近接像）顆粒状粘膜を認める。
g：（＊の近接像）NBI を併用することで顆粒状粘膜がより強調される。

度でスコープコントロール可能である。また，洗浄には専用のイリゲーションポートから生理食塩水を注入し，ワーキングチャンネルより吸引を行うことができる。吸引と送水が同時に行えるため，粘液などによって観察困難な管腔内もクリアな状態に保つことができ，吸引力が優れているため，送水による膵管・胆管内圧上昇も起こりにくい。SpyGlass™ System の一つである生検鉗子 SpyBite™ は外径 1.0 mm で 4.1 mm ま

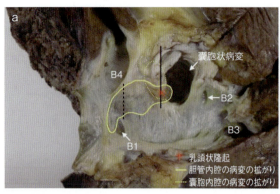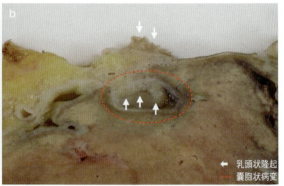

図 3
a：B2/3 分岐部の手前に囊胞状病変があり，その病変内から連続して B1 起始部まで乳頭状隆起，いくら状・顆粒状粘膜が広がっている。
b：（図 3a の黒実線部の割面像）胆管および囊胞状病変の内腔に乳頭状隆起が観察される。

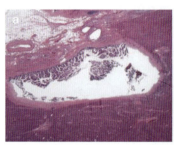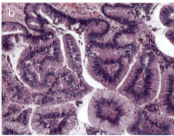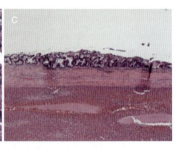

図 4
a：（図 3a の黒実線部）囊胞状病変の内腔にむかって乳頭状に増殖する腫瘍を認める（HE 染色×4）。
b：（図 3a の黒実線部）腫瘍細胞は円柱状で細胞質は明るく，豊富な粘液を含有している（HE 染色×20）。
c：（図 3a の黒点線部）腫瘍は胆管壁に沿って左胆管起始部まで連続性に進展している（HE 染色×4）。

で開口し，小さな生検鉗子ではあるが直視下に狙撃生検可能であり，診断には十分な組織が得られる[16〜18]。

IV．症例提示

前述したように IPNB における POCS の役割は，多量の粘液とともに存在する乳頭状の主病変を確認すること，そしてその主病変周囲のイクラ状・顆粒状粘膜の表層進展を捉えて病巣範囲を診断することである。当科で経験した IPNB の根治切除のために POCS が正確な進展範囲診断に有用であった 2 症例を呈示する。

1．症例 1

82 歳，男性。
主訴：肝機能障害。
現病歴：2 年前に総胆管結石症に対して内視鏡的結石除去を行い，以後外来経過観察となっていた。血液検査で肝機能障害を指摘され，腹部 CT 検査で総胆管および左肝内胆管の拡張を認め，精査加療のため入院となった。
腹部 CT 検査（図 1a，b）：総胆管と左肝内胆管は拡張し，左胆管起始部に交通を有する囊胞性病変を認めた。胆管内に明らかな腫瘍性病変は指摘できなかった。
MRCP 検査（図 1c）：CT 同様，胆管の拡張を認め，左胆管起始部に囊胞性病変がみられた。胆管内に明らかな腫瘍性病変は指摘できなかった。
ERCP 検査（図 1d）：総胆管と左肝内胆管は拡張し，粘液によると思われる陰影欠損を認めた。
POCS 検査（CHF-B260）（図 2）：胆管内は多量の粘液により視野不良であった。バルーンカテーテルを用いて粘液を除去し，再度胆道鏡を挿入すると，B2/3 分岐部手前に囊胞状病変があり，その囊胞内から連続していくら状・顆粒状粘膜が左胆管起始部まで認められた。NBI を併用することで顆粒状粘膜がより強調された。肝門部および右胆管起始部は正常粘膜であった。POCS 下に左胆管起始部の顆粒状粘膜から生検を行ったところ，円柱状の粘液産生細胞が乳頭状〜絨毛状構造を示し増殖し，IPNB に合致する所見であった。表層進展範囲は左胆管起始部までと診断し，肝左葉切除術を施行した。
切除標本肉眼所見（図 3）：胆管内には粘稠度の高い

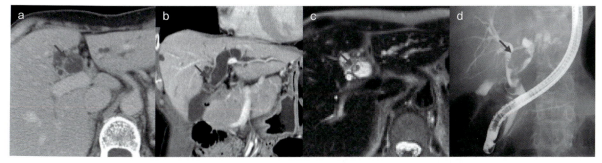

図5
a, b：腹部CT像
　肝門部領域胆管と左肝内胆管の拡張を認める．左胆管起始部に隆起性病変がみられる．
c：MRCP像
　CT同様，胆管の拡張を認め，左胆管起始部に隆起性病変がみられる．
d：ERCP像
　拡張した胆管内に粘液によると思われる陰影欠損を認めるが隆起性病変は同定できない．

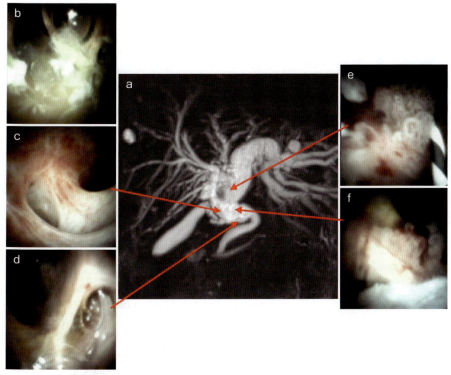

図6
a：MRCP像，b〜f：POCS像
b：胆管内は多量の粘液により視野不良である．
c：右肝内胆管は正常粘膜である．
d：胆囊管分岐部は正常粘膜である．
e，f：肝門部から左肝内胆管へ連続する乳頭状の隆起性病変が観察される．

粘液が充満していた．B2/3分岐部の手前に囊胞状病変を認め，その病変内から連続してB1起始部まで乳頭状隆起・いくら状粘膜が広がっていた．

病理組織学的所見（図4）：杯細胞分化を伴う円柱上皮が，絨毛状・管状に増殖し，核は紡錘形に腫大し偽重層化を呈していた．極性の高度の乱れや極めて強い核異型などはみられず，間質浸潤は伴っておらず，intraductal papillary neoplasms of the bile ductの組織像で，intermediate-grade dysplasiaに相当する病変であった．病変はB1起始部からB2/3の共通管，および憩室様に突出した囊胞内腔に広がっていた．左胆管断端は陰性であった．

2. 症例2

62歳, 女性。

主訴：特記すべきことなし。

現病歴：人間ドックのCT検査で肝内胆管の拡張を指摘され, 精査加療目的のため入院となった。

腹部CT検査（図5a, b）：肝門部胆管と左肝内胆管の拡張を認めた。左胆管起始部に隆起性病変がみられた。

MRCP検査（図5c）：CT同様, 胆管の拡張を認め, 左胆管起始部に隆起性病変がみられた。

ERCP検査（図5d）：拡張した胆管内に粘液によると思われる陰影欠損を認めたが隆起性病変は同定できなかった。

POCS検査（SpyGlass™DS）（図6）：胆管内は多量の粘液により視野不良であった。送水と吸引により粘液を除去すると, 肝門部から左肝管へ連続する乳頭状の隆起性病変が観察された。右肝管および胆嚢管分岐部は正常であった。

POCS下に肝門部胆管のいくら状粘膜から生検を行ったところ, 円柱状の粘液産生細胞が乳頭状～絨毛状構造を示し増殖し, IPNBに合致する所見であった。表層進展範囲は肝門部までと診断し, 拡大肝左葉切除・肝外胆管切除術を施行した。

切除標本肉眼所見（図7）：胆管内には粘稠度の高い粘液が貯留しており, 三管合流部直上から左胆管（B2〜B4）分岐部にかけて顆粒状粘膜が観察された。さらにB2〜B4分岐部の直前では, 丈の高い乳頭状隆起が観察された。

病理組織学的所見（図8）：B2〜B4分岐部近傍の乳頭状病変では胆管内腔に複雑な乳頭状・管状増殖を示す丈の高い病変が形成されていた。腫瘍細胞の胞体は好酸性顆粒状で粘液産生を伴い, 核は円形に腫大し大小不同・配列の乱れが目立ったが, 間質浸潤は伴っておらず, intraductal papillary neoplasms of the bile ductの組織像で, intermediate-grade dysplasiaに相当する病変であった。丈の高い病変から連続して三管合流部直上の総胆管まで腫瘍の進展がみられた。切除断端は陰性であった。

おわりに

IPNBの病理学的進展様式から, 外科的切除の際には胆管水平方向の進展の正確な診断, すなわち切除断端が陰性になるように病変範囲を正確に診断することは術式決定において重要である。したがって腫瘍粘膜を直接観察しながら生検を行うことが可能であるPOCSの担う役割は大きいといえる。

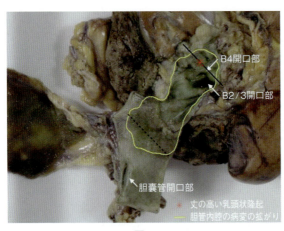

図7
三管合流部直上から左胆管（B2/3〜B4）分岐部にかけて顆粒状粘膜が観察され, とくにB2/3〜B4分岐部の直前では, 丈の高い乳頭状隆起が観察される。

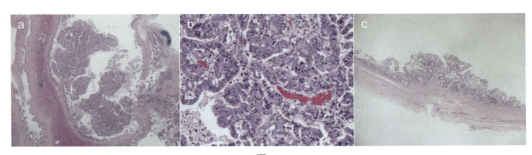

図8

a：（図7の黒実線部）
B2〜B4分岐部近傍の乳頭状病変では胆管内腔に複雑な乳頭状・管状増殖を示す丈の高い病変が形成されている（HE染色×4）。
b：（図7の黒実線部）
腫瘍細胞の胞体は好酸性顆粒状で粘液産生を伴い, 核は円形に腫大し大小不同・配列の乱れが目立つ（HE染色×20）。
c：（図7の黒点線部）：丈の高い病変から連続して三管合流部直上の総胆管まで腫瘍の進展がみられる（HE染色 ルーペ）。

参考文献

1) Yasui N, Keita I, Yoh Z：Intraductal papillary neoplasm of bile duct (IPNB) —Proposal and pathologic spectrum of a new disease entity—. JJBA **21**：45-54, 2007.
2) Zen Y, Fujii T, ltatsu K, et al.：Biliary cystic tumors with bile duct communication：a cystic variant of intraductal papillary neoplasm of the bile duct. Mod pathol **19**：1243-1254, 2006.
3) Yasuni N：Biliary tract clinicopathology with an emphasis on biliary intraepithelial neoplasia (BilIN). JJBA **25**：31-42, 2011.
4) 青木 琢, 國土典宏：肝内胆管癌と細胆管細胞癌特殊型 胆管内乳頭粘液腫瘍 (IPNB). 外科 **74**：1196-1200, 2012.
5) 大塚将之, 木村文夫, 清水宏明, ほか：粘液産生胆管腫瘍における病理学的進展様式の特徴. 胆と膵 **27**：465-469, 2006.
6) 大塚将之, 木村文夫, 清水宏明, ほか：胆道での粘液産生腫瘍の治療指針. 肝胆膵 **52**：303-309, 2006.
7) Yeh TS, Tseng JH, Chiu CT, et al.：Cholangiographic spectrum of intraductal papillary mucinous neoplasm of the bile ducts. Ann Surg **244**：248-253, 2006.
8) Itoi T, Osanai M, Igarashi Y, et al.：Diagnostic peroral video cholangioscopy is an accurate diagnostic tool for patients with bile duct lesions. Clin Gastroenterol Hepatol **8**：934-938, 2010.
9) Osanai M, Itoi T, Igarashi Y, et al.：Peroral video cholangioscopy to evaluate indeterminate bile duct lesions and preoperative mucosal cancerous extension：a prospective multicenter study. Endoscopy **45**：635-642, 2013.
10) Sakamoto E, Hayakawa N, Kamiya J, et al.：Treatment strategy for mucin-producing intrahepatic cholangiocarcinoma：value of percutaneous transhepatic biliary drainage and cholangiography. World J Surg **23**：1038-1044, 1999.
11) 小林健一, 相浦浩一, 中川基人, ほか：PTCD 瘻孔部に再発した粘液産生肝内胆管癌の1例. 日臨外会誌 **57**：2766-2770, 1996.
12) Itoi T, Sofuni A, Itokawa F, et al.：Peroral cholangioscopic diagnosis of biliary-tract diseases by using narrow-band imaging (with videos). Gastroinest Endosc **66**：730-736, 2007.
13) Itoi T, Sofuni A, Itokawa F, et al.：Evaluation of peroral videocholangioscopy using narrow-band imaging for diagnosis of intraductal papillary neoplasm of the bile duct. Dig Endosc **21** (Suppl 1)：S103-S107, 2009.
14) 浦田孝弘, 真口宏介, 高橋邦幸, ほか：粘液産生胆管腫瘍の臨床病理学的および診断学的検討. 胆道 **22**：71-80, 2008.
15) 鎌田健太郎, 糸井隆夫, 森安史典：胆道鏡を用いた胆管疾患の診断・治療の現状と展望. Gastroenterol Endosc **57**：1135-1149, 2015.
16) 土屋貴愛, 糸井隆夫：胆道鏡・膵管鏡を用いた胆膵病変の診断と治療. 日消誌 **114**：1423-1435, 2017.
17) 田中麗奈, 祖父尼淳, 土屋貴愛, ほか：新型デジタル胆道鏡SpyGlass DSを用いた胆膵診断と治療. 胆と膵 **37**：725-728, 2016.
18) Tanaka R, Itoi T, Honjo M, et al.：New digital cholangiopancreatoscopy for diagnosis and therapy of pancreaticobiliary diseases (with videos). J Hepatobiliary Pancreat Sci **23**：220-226, 2016.

* * *

胆と膵 35巻臨時増刊特大号

医学図書出版ホームページでも販売中
http:www.igakutosho.co.jp

膵炎大全
～もう膵炎なんて怖くない～
企画：伊藤 鉄英

巻頭言

Ⅰ．膵の発生と奇形
- 膵臓の発生と腹側・背側膵
- 膵の発生と形成異常―膵管癒合不全を中心に―
- 膵・胆管合流異常
- 先天性膵形成不全および後天性膵体尾部脂肪置換
- コラム①：異所性膵
- コラム②：膵動静脈奇形

Ⅱ．膵炎の概念と分類
- 急性膵炎発症のメカニズム
- 膵炎の疫学―全国調査より―
- 急性膵炎の診断基準、重症度判定、初期診療の留意点～Pancreatitis bundles～
- 急性膵炎の重症化機序
- 慢性膵炎臨床診断基準および早期慢性膵炎の概念
- 慢性膵炎に伴う線維化機構

Ⅲ．膵炎の診断
- 膵炎診断のための問診・理学的所見の取り方
- 膵炎診断のための生化学検査
- 急性膵炎／慢性膵炎診断のための画像診断の進め方
- 膵炎における膵内分泌機能検査
- 膵炎における膵外分泌機能検査

Ⅳ．膵炎の治療
- 急性膵炎に対する薬物療法
- 慢性膵炎の病態に応じた薬物治療と臨床的位置づけ
- 膵炎に対する手術適応と手技
- 重症急性膵炎に対する特殊治療―膵局所動注療法とCHDF
- 膵炎に対する内視鏡治療―経乳頭インターベンションからネクロゼクトミーまで
- 膵炎に対する生活指導および栄養療法
- 膵性糖尿病の病態と治療
- 膵石を伴う膵炎に対するESWL

Ⅴ．膵炎各論
- アルコール性膵炎
- 胆石性急性膵炎
- 遺伝性膵炎・家族性膵炎
- 薬剤性膵炎
- 高脂血症に伴う膵炎
- ERCP後膵炎
- 肝移植と急性膵炎
- ウイルス性急性膵炎
- 術後膵炎
- 高カルシウム血症に伴う膵炎
- 虚血性膵炎
- Groove膵炎
- 腫瘤形成性膵炎
- 腹部外傷による膵損傷（膵炎）
- 妊娠に関わる膵炎
- 膵腫瘍による閉塞性膵炎：急性膵炎は小膵癌や悪性膵管内乳頭粘液性腫瘍の診断契機か？
- 自己免疫性膵炎
- 炎症性腸疾患に伴う膵炎
- コラム③：膵性胸水・腹水
- コラム④：Hemosuccus pancreaticus
- コラム⑤：嚢胞性線維症に伴う膵障害

膵臓の発生から解剖、先天性異常から膵炎の概念、分類、様々な成因で惹起される膵炎のすべてを網羅した1冊！
これを読めば「もう膵炎なんて怖くない！」

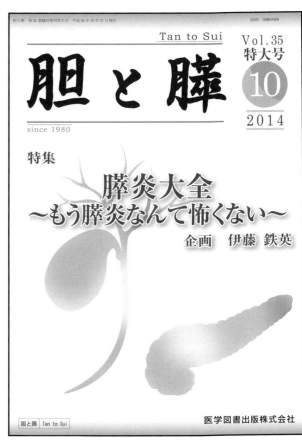

定価（本体5,000円＋税）

特集

胆管内乳頭状腫瘍（IPNB）の病態と診療の現状

胆管内乳頭状腫瘍（IPNB）の至適術式

植村修一郎[1]・樋口 亮太[1]・古川 徹[2]・山本 雅一[1]

要約：胆管内乳頭状腫瘍（intraductal papillary neoplasm of the bile duct：IPNB）の至適術式についての報告は少なく，現状では通常型の肝外胆管癌や肝内胆管癌に準じた術式が選択されているが，IPNBの特徴に応じた術式の検討は必要である。R0切除が重要とされており，表層拡大進展が多い本腫瘍に対しては時に肝膵同時切除など拡大手術も必要となるが，一方で，早期癌を多く含むため縮小手術も考慮できる可能性がある。IPNBの悪性度の解明，術前の進展度診断の精度向上が望まれる。

Key words：IPNB，術式，胆管断端，表層拡大進展

はじめに

胆管内乳頭状腫瘍（intraductal papillary neoplasm of the bile duct：IPNB）についてはその疾患概念の確立にむけた議論がなされてきている[1]。

IPNBは2010年のWHO消化器腫瘍分類[2]，原発性肝癌取扱い規約（第6版）[3]，胆道癌取扱い規約（第6版）[4]に基づくと，胆管内に乳頭状増殖を示す上皮内腫瘍で，組織学的に細い線維血管性の茎を有するものと定義される[5]。

IPNBは特徴的な臨床病理像を有し，通常の胆管癌と異なって前癌病変を含み，かつ早期癌や側方進展例の多いことが報告されている[2,6,7]。しかしながら，切除されたIPNBの検討では大部分が癌（high-grade dysplasia）であったことから，IPNBが本当に前癌病変であるのか，また，IPNBとpapillary cholangiocarcinomaとが明確に区別されがたいことから，IPNBの独立した疾患概念としての臨床的意義に疑問を呈する意見もある[8]。つまり，IPNBの疾患概念に関しては，いまだcontroversialであるといえる。

疾患概念が提唱されて以降も前記理由のためかIPNBの術式に関する報告は少なく，いまだ至適術式のコンセンサスは得られていない。IPNBの治療の基本が外科的切除であることを考慮すると，通常の肝外胆管癌や肝内胆管癌に準じた術式が選択されていることが予想される。一方，IPNBが通常型胆管癌と異なる特徴を有するとなると，IPNBに対する至適術式も通常の胆管癌とは異なる可能性があるため，検討が必要と思われる。

そこで本稿では，文献を中心にIPNBの至適術式について検討した。

I．術式の現状と術後成績（表1）

術式は完全切除をめざし，占居部位や進展範囲に応じた肝切除（±胆管切除），膵頭十二指腸切除，胆管切除単独などが選択されているようであるが，術式の選択基準について詳細な記載はない[9〜13]。また，後述する胆管合併切除についての議論は散見されるが，肝内IPNBに対する至適な肝切除やリンパ節郭清，また，肝外IPNBに対する肝外胆管切除単独などの縮小手術や至適なリンパ節郭清についての議論はほとんどなされていない。

日本胆道学会による調査では119例の肝内IPNBのうち，左側肝切除（左肝切除，拡大左肝切除，外側区域切除，S4切除を含む）が82例（69%），右側肝切除

Optimal Surgical Procedures for Intraductal Papillary Neoplasm of the Bile Duct
Shuichiro Uemura et al
1) 東京女子医科大学消化器一般外科（〒162-8666 新宿区河田町8-1）
2) 東北大学大学院医学系研究科病理形態学

表 1 各報告における腫瘍局在部位，進行度および生存率

著者	症例数	占居部位	浸潤癌（%）	リンパ節転移（%）	stage	R0切除（%）	5年生存率
Kubota[9]	119例	肝内 119例	43例（36%）	記載なし	記載なし	記載なし	84%
Nanashima[10]	26例	肝内 15例 肝外 11例	17例（65%） ss以深 9例（35%）	2例（8%）	I * 12例 II 9例 III 5例	24例（92%）	90%
Kim[11]	43例	肝内 43例	26例（60%）	1例（2%）	記載なし	37例（86.1%）	68.8%
Rocha[12]	39例	肝内 4例 肝門 23例 遠位 12例	29例（74%）	1例（3%）	記載なし	30例（77%）	50%
Kloek[13]	20例	肝外 20例	12例（60%）	4例（20%）	記載なし	（78%）**	24%

＊：原発性肝癌取扱い規約（第6版）[3]，胆道癌取扱い規約（第6版）[4]，＊＊：IPMN-PとIPMN-Bの計32例中25例

（右肝切除，拡大右肝切除，右三区域切除，前区域切除）が22例（18%），前区域切除およびS4切除が3例（2%），その他14例（12%）であり，70例に胆管切除も行われたとしている。5年生存率は84%であり，異型度や浸潤の有無による生存率の差も認めなかった。このことから，浸潤癌でも完全切除により良好な予後が得られるとしている[9]。

Nanashimaら[10]は26例のIPNB（肝内15例，肝外11例）に対して，右/左肝切除以上を22例，区域切除を1例，（うち17例に胆管合併切除），膵頭十二指腸切除を3例に行い，R0切除率は92%で，5年生存率は90%であったとしている。海外ではKimら[11]が43例の肝内IPNB切除例の検討において，左側肝切除を28例（65%），右側肝切除を15例（35%），そのうち10例に胆管切除（23%）を併施し，R0切除率は86.1%で，5年生存率は68.8%であった。また，Rochaら[12]は39例のIPNB（肝内4例，肝門部23例，遠位12例）に対して，左肝切除を14例（36%），拡大左肝切除を2例（5%），右肝切除を2例（5%），拡大右肝切除を6例（15%），膵頭十二指腸切除を12例（31%），胆管切除単独を3例（8%）に行い，5年生存率は50%であったとしている。以上のごとく，IPNBの予後成績には差が認められるが[9〜13]，いずれの報告もretrospectiveで，進行度，背景や対象症例の手術年度などが異なっているためと思われる。

II．胆管断端の取り扱いついて

通常型胆管癌，とくに進行癌においては上皮内癌による胆管断端陽性（R1 cis）症例は胆管断端陰性症例と遠隔成績に差がないと報告されてきた[14]。一方，最近では早期癌やリンパ節転移陰性例についてはR1 cisが断端陰性と比べて長期予後が不良であることも報告されている[15,16]。IPNBに対しても胆管断端を陰性とするための，術前の正確な進展範囲診断，胆管断端の術中迅速診断や術式の工夫が必要であることに異論はないと思われるが，IPNBが，早期癌の多い，リンパ節転移の少ない疾患群であることを考慮すると[9,17]，IPNBにおいてもR1 cisは許容できない可能性が高い。さらにはdysplasia（low〜intermediate grade）も許容できないとする意見も存在する[18]。

日本胆道学会による調査では肝内IPNBに対する胆管切除は予後に寄与しなかったと報告されている[9]。一方で，Kimら[11]の報告では肝内IPNB切除例43例中37例がR0切除で，6例がR1切除（主に胆管断端で腫瘍細胞陽性，浸潤癌あるいは上皮内癌かは不明）であり，多変量解析でR1切除が再発と生存において唯一の予後不良因子であった。以上より，R0切除のために胆管断端に腫瘍細胞を認める場合は積極的に胆管切除を行うべきとしている。加藤ら[19]はIPNB切除例30例を肝内胆管に発生するbranch duct type，肝外胆管に発生するmain duct type，両者の特徴を合わせもつmixed typeに分け検討した。Branch duct typeは肝切除のみにて根治切除可能であり，一方，main duct typeやmixed typeは膵頭十二指腸切除や腫瘍側の肝切除兼胆管切除を必要としたと報告している。しかしながら，表層拡大進展を高率に認めたこと（main duct type 33%，mixed type 50%），また胆管断端の上皮内癌陽性であった4例中3例において長期経過観察後（術後4年，7年，12年）に局所再発を認めたことから，術式選択や胆管断端の取り扱いに注意し，症例に応じて肝膵同時切除などの拡大手術を念頭におくべきとしている。

Jungら[18]は93例のIPNB切除例において，胆管断端のlow to intermediate dysplasiaの存在が，短いoverall survivalとrecurrence free survivalsに関連していたとして，術中迅速病理診断にて胆管断端がlow to intermediate dysplasiaの場合における，積極的な追加切除を推奨している。

表層拡大進展を高率に認める本疾患においては，R0

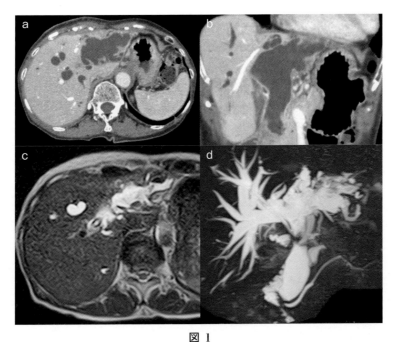

図 1
a：腹部造影 CT（水平断），b：腹部造影 CT（冠状断），c：MRI（T2 強調像），d：MRCP
　左優位の著明な両側肝内胆管拡張と肝外胆管拡張を認める。腫瘤像は指摘できない。

切除のために胆管切除を伴う肝切除や肝門部胆管切除を伴う膵頭十二指腸切除などの術式が高頻度で必要になると考えられる。そして病変が広範囲に存在する場合，R0 切除のためには，肝膵同時切除（HPD）まで考慮しなければならない。しかし，HPD の死亡率はいまだ高いため[20,21]，施設の経験値，患者の年齢，全身状態や併存疾患とのバランスをふまえた上で，適応を決定する必要がある。

Ohtsuka ら[22]は手術で断端陽性となりうる広範囲表層進展例や多発例は術後再発の高リスクとなるため肝移植と膵頭十二指腸切除による胆管の全切除が唯一の治療となるものの，進行癌やリンパ節転移を伴う症例では行うべきではないとしている。また，術前のこれらの正確な評価が困難であることから，肝移植の適応となる患者は非常に限られていると報告している。

III．縮小手術は可能か

縮小手術を許容するためには，IPNB の悪性度の解明[8]，正確な術前の進展度診断や術中の病理組織診断が必要になる[22]。

Nanashima ら[8]は IPNB の病態や悪性度が明らかになれば，胆管切除などの縮小手術の選択やリンパ節郭清範囲の省略化などの可能性もあるが，現段階で IPNB は多様な悪性度を示すと考えられるため，外科治療方針の決定は困難であると述べている。Ohtsuka ら[22]は原則，IPNB には他の肝内胆管癌や肝外胆管癌に採用されている術式と同様に，肝切除（兼胆管切除）あるいは膵頭十二指腸切除と領域リンパ節郭清を行うべきとしている。しかし，low～high grade の上皮内腫瘍，限局的な表層進展，術前の正確な進展度診断と最終的な術中判断のもと，transhepatic approach を用いた広範囲肝門部胆管切除などの臓器機能温存の縮小手術も考慮可能としている。

IV．術前の進展度診断と病理診断について

現時点では，まだ胆道鏡による進展度診断[23,24]や胆道鏡ガイド下の生検診断法[25]が確立しているとはいいがたく，今後のさらなる検討が必要である。

近年，経皮経肝的胆道鏡（percutaneous transhepatic cholangioscopy：PTCS）や経口胆道鏡（peroral cholangioscopy：POCS）による胆道病変に対する診断能の向上が認められ[23]，IPNB に対する診断能の向上にも寄与することが期待されている。進展度範囲について，Kawakami ら[24]は限局型胆管癌の上皮内進展範囲の評価において，POCS とマッピング生検の併用により 100％診断可能であったと報告している。一方，Nishikawa ら[25]は，胆道鏡ガイド下生検では洗浄困難や出血による病変観察不良のためのサンプリングエ

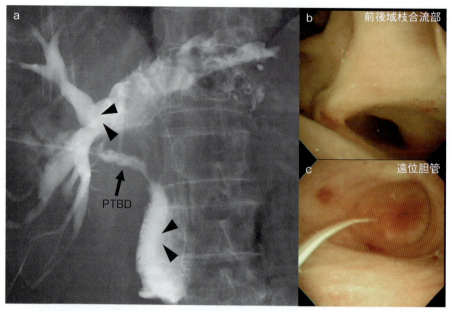

図 2
a：胆管造影
　　左肝内胆管から肝門部にかけて粘液貯留を認める。
b，c：胆道鏡（PTCS）
　　前後区域枝合流部および遠位胆管には腫瘍像認めず。
　　左肝尾状葉切除および肝外胆管切除再建を企図し，右肝管 3ヵ所と遠位胆管
　　2ヵ所の生検（矢頭）を行ったところ腫瘍細胞陰性であった。

ラーが起こりやすく，正診率は 60.6% であったことを報告している。Ohtsuka ら[22]は，IPNB の術前の病理診断について，PTCS や POCS 下での直視下生検を行っても，必ずしも生検部位がもっとも異型の強い部分を反映しているとはいえないなどの問題点を述べている。

V．症例提示

広範囲に表層進展を伴う IPNB に対して，他院での PTBD の後に転院になり，術前 PTCS による進展範囲の評価後に，手術を行い R0 切除となった症例を呈示する。

症例：72 歳女性，全身倦怠感で他院受診し黄疸（T-Bil 12.1 mg/dL）および胆管拡張を指摘された。PTBD が留置されたが，粘液が粘稠であり閉塞を繰り返すためでチューブが 8 mm まで拡張された状態で当院紹介となった。

入院時血液生化学所見：軽度ビリルビン値の上昇（T-Bil 0.7 mg/dL），肝胆道系酵素の上昇（AST 75 U/L，ALT 48 U/L，ALP 912 U/L，γ-GTP 190 U/L）を認めた。腫瘍マーカーは CEA 2.1 ng/mL，CA19-95 U/mL で正常であった。

腹部超音波検査所見：左肝から肝門部にかけての著

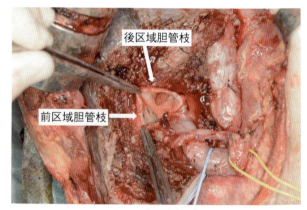

図 3　術中写真（標本摘出後）
左肝尾状葉切除および肝外胆管切除再建を施行。胆管断端は肝側（攝子），十二指腸側共に術中迅速病理診断で陰性であった。

明な胆管拡張を認めた。腫瘍像は認めなかった。

腹部造影 CT，MRCP 所見（図 1）：左優位の著明な両側肝内胆管拡張と肝外胆管拡張を認めるが，腫瘍像は指摘できなかった。

胆管造影，胆道鏡（PTCS）所見（図 2）：左肝内胆管から肝門部にかけて粘液貯留を認めた。粘液を可及的吸引しつつ観察するも肝門部から左肝内胆管は視野不良であった。右肝内胆管や遠位胆管は観察可能であり腫瘍像を認めなかった。以上より左肝から肝門部が

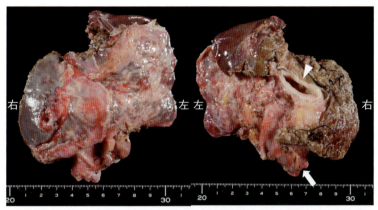

図4 切除標本写真
左肝実質は萎縮している。矢印は十二指腸側胆管断端。
矢頭は肝側胆管断端。

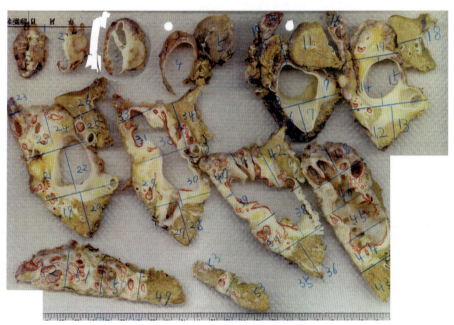

図5 切除標本写真
左肝内胆管の広範囲に上皮内癌（赤でマーキング）がみられた。

腫瘍占居部位と考えられたため，左肝尾状葉切除および肝外胆管切除再建を企図し，右肝管3ヵ所と遠位胆管2ヵ所の生検を行ったところ腫瘍細胞陰性であった。胆汁細胞診は class Ⅲ であった。

手術（図3）：左肝尾状葉切除および肝外胆管切除再建を施行した。肝側および十二指腸側の胆管断端は術中迅速病理診断で陰性であった。手術時間6時間20分，出血量985 mLであった。

術後経過：合併症なく第19病日で退院し，術後50ヵ月現在，無再発生存中である。

切除標本肉眼所見（図4）：左肝実質は萎縮していた。胆管内には肉眼的な腫瘍は指摘できなかった。

病理組織診断：左肝内胆管の広範囲に上皮内癌がみられた（図5）。診断はpapillary adenocarcinoma（Intraductal papillary neoplasm of bile duct, high-grade dysplasia, intestinal type），Bp, papillary type（papillary-expansive），pTis, pN0, pHM0, pDM0, pStage 0 であり（図6），R0切除が得られた。

おわりに

今後，IPNBの定義に関するコンセンサス，術前の悪性度と進展度診断の精度向上がなされたうえでの，至適術式の確立が望まれる。

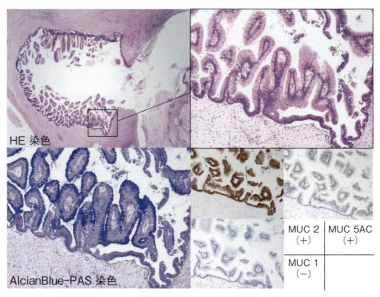

図 6 病理組織所見
papillary adenocarcinoma (Intraductal papillary neoplasm of bile duct, high-grade dysplasia, intestinal type), Bp, papillary type (papillary-expansive), pTis, pN0, pHM0, pDM0, pStage 0

参考文献

1) Nakanuma Y, Jang KT, Fukushima N, et al.: A statement by the Japan-Korea expert pathologists for future. clinicopathological and molecular analyses toward consensus building of intraductal papillary neoplasm of the bile duct through several opinions at the present stage. J Hepatobiliary Pancreat Sci 25: 181-187, 2018.
2) Bosman FT, Carneiro F, Hruban RH, et al.: WHO classification of tumors of the digestive system. IARC Press, Lyon. 2010.
3) 日本肝癌研究会編：原発性肝癌取扱い規約第6版. 2015.
4) 日本肝胆膵外科学会編：胆道癌取扱い規約第6版. 2013.
5) 全　陽：Intraductal papillary neoplasm of the bile duct (IPNB) をめぐる最近の議論. 胆道 30：212-219, 2016.
6) Nakanuma Y, Sato Y, Ojima H, et al.: Clinicopathological characterization of so-called "cholangiocarcinoma with intraductal papillary growth" with respect to "intraductal papillary neoplasm of bile duct (IPNB)". Int J Clin Exp Pathol 7: 3112-3122, 2014.
7) 古川　徹, 樋口亮太, 山本雅一：IPNBの臨床病理. 癌の臨 61：111-116, 2015.
8) Onoe S, Shimoyama Y, Ebata T, et al.: Prognostic delineation of papillary cholangiocarcinoma based on the invasive proportion: a single-institution study with 184 patients. Surgery 155: 280-291, 2014.
9) Kubota K, Nakanuma Y, Kondo F, et al.: Clinicopathological features and prognosis of mucin-producing bile duct tumor and mucinous cystic tumor of the liver: a multi-institutional study by the Japan Biliary Association. J Hepatobiliary Pancreat Sci 21: 176-185, 2014.
10) Nanashima A, Imamura N, Sumida Y, et al.: Clinicopathological Aspects and Diagnostic Problems in Patients with Intraductal Papillary Neoplasm of the Bile Duct. Anticancer Res 38: 2343-2352, 2018.
11) Kim WJ, Hwang S, Lee YJ, et al.: Clinicopathological Features and Long-Term Outcomes of Intraductal Papillary Neoplasms of the Intrahepatic Bile Duct. J Gastrointest Surg 20: 1368-1375, 2016.
12) Rocha FG, Lee H, Katabi N, et al.: Intraductal papillary neoplasm of the bile duct: a biliary equivalent to intraductal papillary mucinous neoplasm of the pancreas? Hepatol Baltim Md 56: 1352-1360, 2012.
13) Kloek JJ, van der Gaag NA, Erdogan D, et al.: A comparative study of intraductal papillary neoplasia of the biliary tract and pancreas. Hum Pathol 42: 824-832, 2011.
14) Wakai T, Shirai Y, Moroda T, et al.: Impact of ductal resection margin status on long-term survival in patients undergoing resection for extrahepatic cholangiocarcinoma. Cancer 103: 1210-1216, 2005.
15) Tsukahara T, Ebata T, Shimoyama Y, et al.: Residual Carcinoma In Situ at the Ductal Stump has a Negative Survival Effect: An Analysis of Early-stage Cholangiocarcinomas. Ann Surg 266: 126-132, 2017.
16) Higuchi R, Yazawa T, Uemura S, et al.: High-grade dysplasia/carcinoma in situ of the bile duct margin in patients with surgically resected node-negative

perihilar cholangiocarcinoma is associated with poor survival ; a retrospective study. J Hepatobiliary Pancreat Sci **24**: 456-465, 2017.

17) Gordon-Weeks AN, Jones K, Harriss E, et al.: Systematic Review and Meta-analysis of Current Experience in Treating IPNB: Clinical and Pathological Correlates. Ann Surg **263**: 656-663, 2016.

18) Jung G, Park KM, Lee SS, et al.: Long-term clinical outcome of the surgically resected intraductal papillary neoplasm of the bile duct. J Hepatol **57**: 787-793, 2012.

19) 加藤宏之, 臼井正信, 田端正巳, ほか：IPNBの手術方針と実際. 外科 **78**: 1196-1204, 2016.

20) Otsubo T, Kobayashi S, Sano K, et al.: Safety-related outcomes of the Japanese Society of Hepato-Biliary-Pancreatic Surgery board certification system for expert surgeons. J Hepatobiliary Pancreat Sci **24**: 252-261, 2017.

21) Zhou Y, Zhang Z, Wu L, et al.: A systematic review of safety and efficacy of hepatopancreatoduodenectomy for biliary and gallbladder cancers. HPB (Oxford) **18**: 1-6, 2016.

22) Ohtsuka M, Shimizu H, Kato A, et al.: Intraductal papillary neoplasms of the bile duct. Int J Hepatol **2014**: 459091, 2014.

23) 土屋貴愛, 糸井隆夫：胆道鏡・膵管鏡を用いた胆膵病変の診断と治療. 日消誌 **114**: 1423-1435, 2017.

24) Kawakami H, Kuwatani M, Etoh K, et al.: Endoscopic retrograde cholangiography versus peroral cholangioscopy to evaluate intraepithelial tumor spread in biliary cancer. Endoscopy **41**: 959-964, 2009.

25) Nishikawa T, Tsuyuguchi T, Sakai Y, et al.: Comparison of the diagnostic accuracy of peroral videocholangioscopic visual findings and cholangioscopy-guided forceps biopsy findings for indeterminate biliary lesions : a prospective study. Gastrointest Endosc **77**: 219-226, 2013.

* * *

膵癌の克服を目指す人達のために最新の治療法を網羅したこの1冊！

膵癌治療 up-to-date 2015

監修 跡見 裕
編集 海野 倫明　土田 明彦

主要項目

- I. 膵癌治療の現状と将来展望
- II. 膵癌の診断法
- III. 膵癌補助療法の効果判定
- IV. Borderline resectable 膵癌の診断と手術
- V. 術前補助療法の適応と効果
- VI. Initially unresectable 膵癌の治療
- VII. 放射線療法
- VIII. 興味ある症例

定価（本体 7,000 ＋税）
ISBN978-4-86517-087-0

詳しくは▶URL：http://www.igakutosho.co.jp　または、医学図書出版 で 検索

医学図書出版株式会社

〒113-0033　東京都文京区本郷 2-29-8（大田ビル）
TEL：03-3811-8210　FAX：03-3811-8236
E-mail：info@igakutosho.co.jp
郵便振替口座　00130-6-132204

2014.12

特集　胆管内乳頭状腫瘍（IPNB）の病態と診療の現状

IPNBの外科的治療成績

中台　英里[1]・吉富　秀幸[1]・古川　勝規[1]・高屋　敷吏[1]・久保木　知[1]・高野　重紹[1]
鈴木　大亮[1]・酒井　望[1]・賀川　真吾[1]・野島　広之[1]・三島　敬[1]・大塚　将之[1]

要約：胆管内乳頭状腫瘍（intraductal papillary neoplasm of the bile duct：IPNB）は，膵IPMNのカウンターパートとして提唱された，前癌病変から浸潤癌までを含む概念であり，通常の胆管癌と比較して予後良好であることが知られている。IPNBは膵IPMNと比較しても浸潤癌の割合が高いものの，浸潤の高度な症例を除けば外科治療により長期予後が期待できる。その他の予後因子としては，R0切除の可否，リンパ節転移の有無があげられ，予後改善のためには胆管切除断端陰性の確保が望まれる。IPNBのなかには，外科治療時の胆管切除断端が陰性にもかかわらず胆管内に乳頭状腫瘍の再発をきたす例があり，10年を超える長期経過後の再発も散見され，再発を前提に置いた慎重な経過観察が必要である。近年，IPNBを膵IPMNに類似する膵型（Ⅰ型）と，非膵型（Ⅱ型）に分ける亜分類が提唱され，今後さらなる検討による疾患概念の確立が期待されている。

Key words：IPNB，治療成績，外科切除

はじめに

胆管内乳頭状腫瘍（intraductal papillary neoplasm of the bile duct：IPNB）は，粘液産生胆管腫瘍に関する研究に端を発し，膵管内乳頭粘液性腫瘍（intraductal papillary mucinous neoplasm：IPMN）に対応する疾患概念として提唱され，2010年WHO分類[1]にて胆道癌の前癌病変としてBil-IN，胆管粘液性囊胞腫瘍（mucinous cystic neoplasm：MCN）とならび定義された。IPNBにはlow, intermediate, high grade intraepithelial neoplasiaといった前癌病変から，IPN with an associated invasive carcinomaと，浸潤癌までが含まれており，従来の乳頭型胆管癌および，胆管内発育型の肝内胆管癌との区別をめぐり，いまだにコンセンサスが得られていない。以前われわれ[2]は，肉眼的な粘液産生の有無による検討の中で，粘液産生の乏しいIPNBはheterogeneousな性質を示し，粘液を過剰産生するIPNBと同様に，IPMNに類似する性質を示す例と，通常型の胆管癌に近い性質を示す例が混在している可能性を指摘した。現状のIPNBの定義のなかには異なる疾患群が混在している可能性があり，各施設で粘液産生の有無や腫瘍の局在，乳頭構造の違いなどによりさまざまな検討がなされている。本稿では，IPNBの外科的治療成績を概説する。

Ⅰ．臨床病理学的因子と外科的治療成績

1．異型度と治療成績

Kubotaら[3]による肝内IPNB 119例の検討では，1～，3～，5～，10年生存率が，low or intermediate-grade neoplasiaで97.7％，92.7％，84.6％，84.6％，high-grade neoplasiaで100％，100％，90.9％，79.5％，invasive carcinomaで92％，82.8％，79.2％，79.2％であり，R0切除が施行されれば，浸潤癌とそれ以外との2群間で全生存率に統計学的有意差は認められなかっ

Long-term Outcome of Surgically Resected Intraductal Papillary Neoplasm of the Bile Duct
Eri Nakadai et al

1) 千葉大学大学院医学研究院臓器制御外科学
（〒260-8670 千葉市中央区亥鼻1-8-1）

たと報告している。浸潤癌をさらに詳細に検討した報告としてOnoeら[4]は，胆管内乳頭状増殖を示す肝内外の胆管癌184例について，病変内に占める浸潤部分の割合とその予後を報告している。非浸潤癌，浸潤部<10%，浸潤部10～50%，浸潤部>50%の4群で，5年生存率はそれぞれ92%，74%，64%，33%で，前者3群間には有意差はみられないものの，浸潤部>50%の群は有意に予後不良であり，これは非乳頭型胆管癌460例の5年生存率35%とほぼ同等であったとしている。ここでは，IPNBの疾患概念についてはいまだ議論の余地ありとしながらも，胆管内乳頭状増殖を示す胆管癌は，浸潤癌であっても浸潤部が全体の50%未満であれば，非乳頭型胆管癌と比較し有意に予後良好であることが示されている。Rochaら[5]は，IPNB 39例のうち29例（74%）が浸潤癌であり，なかでも5 mmを超える浸潤および，腫瘍全体の10%を超える胆管壁外浸潤が有意な予後不良因子であるとしている。また，膵IPMNにおける浸潤癌の割合が21～48%程度[5,6]であるのに対し，IPNBにおける浸潤癌の割合は70～80%[7,8]とやや高いことをあげている。膵IPMN由来浸潤癌と，浸潤性膵管癌との予後はほぼ同等[9,10]か，IPMN由来浸潤癌のほうが若干良好[11,12]とされる一方で，IPNBは通常の胆管癌と比較して良好な予後が報告されており[13]，その理由としては，IPNBの腫瘍自体の特性や，胆管内腔へ発育し閉塞性黄疸をきたすため比較的早期に診断に至りやすいことなどが考えられている。

2．胆管切除断端と治療成績

R0切除の有無は重要な予後因子として数多く報告されている[4,5,14～17]。

Luviraら[14]は，胆管切除断端がinvasive carcinoma陽性で全生存率が有意に低下する一方，dysplasiaやcarcinoma in situ陽性は予後に影響しないとしている。対してJungら[15]は，胆管切除断端がlow-intermediate grade dysplasia陽性群では，carcinoma in situやinvasive carcinomaに匹敵するほど，断端陰性群と比較して全生存率および無再発生存率が有意に低下したと報告している。IPMN国際診療ガイドライン[18]では，膵切除断端に明瞭なhigh grade dysplasiaあるいは浸潤癌がある場合は追加切除が不可欠である一方，断端にlow grade dysplasiaがあっても追加切除は必要ないとしているが，IPNBにおいては，胆管切除断端のlow grade dysplasiaの扱いに関していまだ指針がない。また，症例によっては膵全摘という選択肢のあるIPMNとは異なり，胆管の場合は切除限界があり，各施設で可能な限り追加切除を行っているのが現状である。

肝内IPNBの検討で，Kubotaら[3]は胆管切除施行例と非施行例で，1，3，5年生存率がそれぞれ100，94，89%と93，88，80%と有意差を認めなかったとしているが，Kimら[16]は肝内IPNB 43例の検討のなかで，R1切除が唯一の予後不良因子であったとし，R1切除となった6例のうち胆管切除が2例にしか施行されていなかったことから，胆管切除断端の術中迅速組織診の重要性を説くとともに，凍結標本での診断の正確性には限界のあることから，少しでも疑わしい場合には積極的な胆管切除を提唱している。

3．リンパ節転移と治療成績

リンパ節転移の有無はR0切除と並び，主要な予後因子とされ[4,14,15,17]，Luviraら[14]はリンパ節転移陰性例の5生率が51.2%に対し陽性例では11.1%と有意に予後不良であったとしている。このなかで，肝内外のIPNB全124例のうちリンパ節郭清が施行されたのは98例で，非施行例26例との間で予後に差は認めず，リンパ節郭清の有用性を示すには至らなかったとしている。浸潤癌を伴う症例ではリンパ節転移を伴うことがあり，リンパ節郭清が必須とされる[19]が，胆管内発育型の肝内胆管癌ではリンパ節転移がほとんど起こらないため，リンパ節郭清を不要とする意見もある[20]。近年，中沼ら[21]が提唱するIPNBの亜分類（Ⅰ型/Ⅱ型IPNB）のうち，膵IPMNに類似するⅠ型（膵型）は，肝内胆管に発生する例が多く，非浸潤期に切除される症例が多く含まれるため，これらに対するリンパ節郭清の要否に関しては今後の検討課題である。

4．腫瘍の局在と治療成績

表1に，各施設からのIPNBの治療成績をまとめた。施設ごとに検討対象の定義や浸潤癌の割合などが異なるため，単純な比較はできないが，肝内IPNBのみを対象とした検討では，肝内外IPNBの検討に比べて予後良好な傾向がみられる。前述のようにIPNB亜分類における膵型の多くは肝内病変と考えられており，そのことを支持する結果といえるだろう。

5．外科治療後の再発

IPNBは外科切除術後に，胆管内に再発をきたすことが知られており，主に本邦から複数の報告がなされている。初回胆管切除断端が陰性にもかかわらず初回と同様の組織像を呈する胆管内乳頭状腫瘍の再発をきたし，これは膵IPMNの特徴と類似している。再発までの期間は初回手術から1年足らずの例[22]もあれば，12年[23]，24年後[24]の再発といった，新たな発癌と思われる例もみられ，多中心性発生の可能性も考えられている。そのため，術後胆管内再発を念頭に置いた経過

表1 IPNBの長期予後の報告例

発行年	著者	対象	1年生存率（%）	3年生存率（%）	5年生存率（%）
2014	Onoe[4]	乳頭状胆管癌（肝内外）	—	—	55
		non invasive	—	—	92
		invasive＜10%	—	—	74
		invasive10〜50%	—	—	64
		invasive＞50%	—	—	33
		（not papillary）	—	—	35
2016	Gordon-Weeks[17]	肝内外	96	79	65
2017	Luvira[14]	肝内外	83.6	64.4	47
2008	Paik[8]	肝内のみ	90.5	（2年）84	（4年）84
2014	窪田[3]	肝内のみ	96	90.4	84
		low-int	97.7	92.7	84.6
		high	100	100	90
		invasive	92	82.8	79.2
		with BDR	93	88	80
		without BDR	100	94	89
2016	Kim[16]	肝内のみ	96.2	91.3	68.8

表2 当科でIPNB術後再発に対し手術を施行した症例

No.	年齢	性別	病変部位	初回術式	胆管断端	再発までの期間	再発部位	再手術
1	73	M	右肝管	右肝切除, 右尾状葉切除, 胆管切除	陰性	6ヵ月	膵内胆管〜乳頭部	PD
2	75	M	右肝管	拡大右葉切除, 胆管切除（他院）	陰性	116ヵ月	B2, B3（別病変）	外側区域切除
3	64	F	B2	左肝切除, 左尾状葉切除	陰性	130ヵ月	膵内胆管〜前後分岐部	PD
4	66	M	左肝管	拡大左葉切除, 胆管切除	adenoma	46ヵ月	膵内胆管〜乳頭部	PD

観察が必要である。表2に当科で経験したIPNB術後再発に対する再手術施行例4例を示す。1例で初回手術時の胆管断端がlow grade dysplasiaであり，その他の症例ではいずれも陰性であった。再発までの期間は6ヵ月，116ヵ月，130ヵ月，46ヵ月と，報告例と同様に長期経過後の再発がみられた。

II．症例提示

症例：70歳代，男性。
現病歴：前医で急性胆管炎を発症し，精査にて左右肝管分岐部から前区域胆管にかけてのIPNBの診断となり手術目的に当科紹介。
既往歴：横行結腸癌術後，胆嚢結石症術後。
画像所見：腹部造影CT検査にて右肝管起始部から前区域胆管内に造影効果を有する腫瘤を認める（図1a）。明らかな脈管侵襲は認めず。POCSでは，右肝管内腔に白色乳頭状腫瘍を認め（図1b），生検の結果adenocarcinomaの診断となる。左右肝管合流部および遠位胆管内には病変を認めなかった。
手術所見：右肝切除，右尾状葉切除，肝外胆管切除，リンパ節郭清，胆管空腸吻合術施行。十二指腸側および肝側胆管断端の術中迅速組織診は陰性。
標本所見：右肝管内に乳頭状腫瘍が充満，肉眼的な粘液産生を認めた。
病理所見：右肝管から前後胆管内腔へ乳頭状増殖を呈する高分化型腺癌の診断（図1c），所々で胆管壁外への浸潤を伴う。リンパ節転移や脈管浸潤は認めず。
術後経過：術後6ヵ月で膵内胆管から十二指腸乳頭部にかけて乳頭状腫瘍を認め（図2a, b），胆管内再発の診断で，膵頭十二指腸切除術施行。
標本所見：胆管内腔に20×18 mm大の乳頭状腫瘍を認める。
病理所見：膵内胆管から乳頭部共通管にかけての乳頭腺癌の診断（図2c），一部でOddi筋への浸潤を認める。初回の組織像と類似しているものの，前回も今回も胆管断端は陰性で連続性を認めなかった。明らかな脈管浸潤，リンパ節転移を認めない。

再発所見なく，初回手術から6年3ヵ月で他病死した。

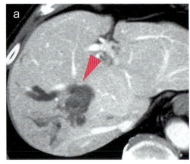 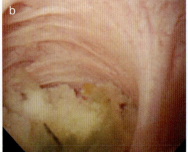 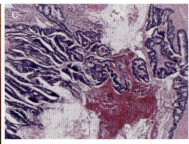

図1 初回手術時
a：腹部造影CTにて，右肝管起始部から前区域胆管内に造影効果を有する腫瘍（矢頭）と，末梢の胆管拡張を認める。
b：POCSでは右肝管内腔に乳頭状腫瘍を認める。
c：血管結合織の芯を有する高分化腺癌の所見。

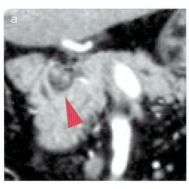 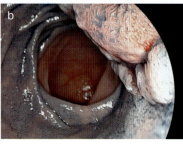 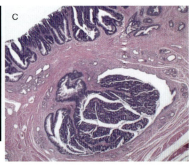

図2 再手術術前
a：腹部造影CTにて，膵内胆管内腔に造影効果を有する腫瘍影（矢頭）を認める。
b：十二指腸乳頭部に乳頭状腫瘍の露出を認める。
c：膵内胆管から乳頭部共通管にかけて，血管結合織の芯を有する高分化乳頭腺癌を認める。

おわりに

IPNBの外科治療成績について概説した。IPNBの予後因子としては，根治切除の可否やリンパ節転移の有無があげられ，根治切除率向上のためには，術前の正確な進展範囲診断や術中迅速組織診の活用が求められる。IPNBがWHO分類で定義されてから現在に至るまで，その疾患概念のコンセンサスが得られていないとされて久しいが，粘液産生胆管腫瘍の検討からの蓄積もあり，胆管内乳頭腫瘍の特異性は確立してきている。今後各施設で新たなIPNB亜分類を用いた検討を行うことで，より純粋なIPNBの抽出へとつながることが期待される。

参考文献

1) Bosman FT, Carneiro F, Hruban RH, et al.：WHO classification of tumors of the digestive system. 4th Edition. IARC Press, Lyon, 2010.
2) Ohtsuka M, Kimura F, Shimizu H, et al.：Similarities and differences between intraductal papillary tumors of the bile duct with and without macroscopically visible mucin secretion. Am J Surg Pathol 35：512-521, 2011.
3) Kubota K, Nakanuma Y, Kondo F, et al.：Clinico-pathological features and prognosis of mucin-producing bile duct tumor and mucinous cystic tumor of the liver：a multi-institutional study by the Japan Biliary Association. J Hepatobiliary Pancreat Sci 21：176-185, 2014.
4) Onoe S, Shimoyama Y, Ebata T, et al.：Prognostic delineation of papillary cholangiocarcinoma based on the invasive proportion：A single-institution study with 184 patients. Surgery 155：280-291, 2014.
5) Rocha FG, Lee H, Katabi N, et al.：Intraductal papillary neoplasm of the bile duct：A biliary equivalent to intraductal papillary mucinous neoplasm of the pancreas? Hepatology 56：1352-1360, 2012.
6) D`Angelica M, Brennan MF, Suriawinata AA, et al.：Intraductal papillary mucinous neoplasm of the pan-

creas : an analysis of clinicopathologic features and outcome. Ann Surg 239 : 400-408, 2004.
7) Nakanuma Y, Zen Y, Harada K, et al. : Tumorigenesis and phenotypic characteristics of mucin-producing bile duct tumors : an immunohistochemical approach. J Hepatobiliary Pancreat Sci 17 : 211-222, 2010.
8) Paik KY, Heo JS, Choi DW, et al. : Intraductal papillary neoplasm of the bile ducts : The clinical features and surgical outcome of 25 cases. J surg oncol 97 : 508-512, 2008.
9) Wada K, Kozarek RA, traverso LW, et al. : Outcomes following resection of invasive and noninvasive intraductal papillary mucinous neoplasms of the pancreas. Am J Surg 189 : 632-636, 2005.
10) Schnelldorfer T, Sarr MG, Nagorney DM, et al. : Experience with 208 resections for intraductal papillary mucinous neoplasm of the pancreas. Arch Surg 143 : 639-646, 2008.
11) Maire F, Hammel P, Terris B, et al. : Prognosis of malignant intraductal papillary mucinous tumours of the pancreas after surgical resection. Comparison with pancreatic ductal adenocarcinoma. Gut 51 : 717-722, 2002.
12) Yamaguchi K, Kanemitsu S, Hatori T, et al. : Pancreatic ductal adenocarcinoma derived from IPMN and pancreatic ductal adenocarcinoma concomitant with IPMN. Pancreas 40 : 571-580, 2011.
13) Yeh CN, Jan YY, Yeh TS, et al. : Hepatic resection of the intraductal papillary typeof peripheral cholangiocarcinoma. Ann Surg Oncol 11 : 606-611, 2004.
14) Luvira V, Pugkhem A, Bhudhisawasdi V, et al. : Long-term outcome of surgical resection for intraductal papillary neoplasm of the bile duct. J Gastroenterol Hepatol 32 : 527-533, 2017.
15) Jung G, Park K, Lee S, et al. : Long-term clinical outcome of the surgically resected intraductal papillary neoplasm of the bile duct. J Hepatol 57 : 787-793, 2012.
16) Kim W, Hwang S, Lee Y, et al. : Clinicopathological features and long-term outcomes of intraductal papillary neoplasms of the intrahepatic bile duct. J Gastrointest Surg 20 : 1368-1375, 2016.
17) Gordon-Weeks A, Jones K, Harris E, et al. : Systematic review and meta-analysis of current experience in treating IPNB. Ann Surg 263 : 656-663, 2016
18) 国際膵臓学会ワーキンググループ：IPMN 国際診療ガイドライン, 2017 年版, 医学書院, 2017.
19) 大塚将之, 清水宏明, 加藤　厚, ほか：IPNB の概念・診断 up date. 肝胆膵 69 : 1086-1090, 2014.
20) 有泉俊一, 山本雅一：外科切除におけるリンパ節郭清の是非. 肝胆膵 72 : 95-99, 2016.
21) 中沼安二, 須藤嘉子：胆管内腫瘍としての intraductal papillary neoplasm of bile duct（IPNB）の病理診断. 医のあゆみ 261 : 119-126, 2017.
22) 大木克久, 杉浦禎一, 金本秀行, ほか：根治的肝切除後に下部胆管再発をきたした胆管内乳頭状腫瘍の 1 例. 胆道 29 : 271-278, 2014.
23) Nakanishi Y, Kondo S, Hirano S, et al. : Recurrence of mucosal carcinoma of the bile duct with superficial flat spread, 12 years after operation. J Hepatobiliary Pancreat Surg 13 : 355-358, 2006.
24) 藤田恒憲, 味木徹夫, 澤　秀博, ほか：24 年を経て再発症した粘液産生肝内胆管癌の 1 例. 胆道 19 : 500-504, 2005.

＊　　＊　　＊

歴史的背景からライセンス取得とトレーニング・システムの総論から
消化管手術（食道、胃、大腸）、肝胆膵手術と麻酔を含めた
術前・術中管理まで加えた各論で構成された
消化器領域のロボット支援手術の指針となる成書！！

消化器ダヴィンチ手術のすべて

■監修　北島政樹
（国際医療福祉大学　学長）

■編集　土田明彦
（東京医科大学外科学第三講座主任教授）

　　　　宇山一朗
（藤田保健衛生大学上部消化管外科教授）

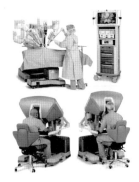

定価（本体 4,500 円＋税）

■目次
総論 ロボット支援手術の歴史と現状
1．ロボット支援手術の現状と未来
2．我が国における現状と展望
3．ライセンス取得とトレーニング・システム
各論 I．食道
1．胸部食道癌に対するロボット支援腹臥位胸腔鏡下食道亜全摘術
2．食道癌に対するロボット支援胸腔鏡下食道切除術
3．ロボット支援下非開胸食道亜全摘、3領域リンパ節郭清
各論 II．胃
1．ロボット支援下胃切除の実際―幽門側胃切除を中心に―
2．胃癌に対するロボット支援下胃切除術
　　―幽門側胃切除術、噴門側胃切除術、胃全摘術を中心に―
3．ロボット支援幽門側胃切除および胃全摘術の手技
各論 III．大腸
1．大腸疾患に対する大腸手術―直腸癌を中心に―
2．ロボット支援下腹腔鏡下直腸癌手術
3．腹腔鏡下手術と手術支援ロボットダヴィンチの
　　　　hybrid operation による完全鏡視下直腸位前方切除術
4．ロボット支援直腸低位前方切除術の手技
各論 IV．肝胆膵
1．ロボット肝切除の手技の実際
2．胆道外科におけるロボット支援腹腔鏡下手術
3．膵臓外科におけるロボット支援腹腔鏡下手術
4．膵癌に対するロボット支援膵体尾部切除術
5．Artery-first approach によるロボット支援膵体尾部切除術
各論 V．麻酔
1．消化器手術における術前・術中管理―食道と大腸の手術を中心に―
2．消化器ロボット支援手術の麻酔管理法

詳しくは▶URL：http://www.igakutosho.co.jp　または、医学図書出版　で 検索

医学図書出版株式会社

〒113-0033　東京都文京区本郷 2-29-8（大田ビル）
TEL：03-3811-8210　FAX：03-3811-8236
URL：http://www.igakutosho.co.jp
E-mail：info@igakutosho.co.jp

特集

胆管内乳頭状腫瘍（IPNB）の病態と診療の現状

当院におけるIPNBと乳頭状胆管癌の治療成績の比較

山本　玄[1]・髙折　恭一[1]・田浦康二朗[1]・岡島　英明[1]・海道　利実[1]・上本　伸二[1]

要約：胆管癌の前癌病変として認知される胆管内乳頭状腫瘍（intraductal papillary neoplasm of the bile duct：IPNB）と乳頭状胆管癌（paillary adenocarcinoma：PA）の病態にはいまだ不明な点が多く，両者の異同および相互の関連性，発生頻度や予後などの解明が今後の重要な課題である。IPNBに対する外科的切除成績を明らかにすることを目的として，京都大学医学部附属病院で手術を行い，IPNBもしくはPAと診断された33例につき後方視的に検討を行った。その結果，IPNB群においてはリンパ節転移陽性症例を認めず，外科的切除後の予後はPA群に比べ良好であることが分かった。今後はさらなる症例の集積と疾患概念の統一，治療方針に関するコンセンサスの確立が必要である。

Key words：胆管癌前癌病変，IPNB，PA

I. 背　景

近年，進行胆管癌の前期病変に関する議論が盛んになされるようになり，膵臓の（intraductal papillary mucinous neoplasm：IPMN）に類似した胆管内発育型の乳頭状腫瘍に注目が集まっている。胆管内乳頭状腫瘍（intraductal papillary neoplasm of the bile duct：IPNB）は，2010年WHOの消化器腫瘍分類の改定で胆管癌の前期病変として認知された[1]。しかしIPNBと乳頭状胆管癌（papillary adenocarcinoma：PA）の病態にはいまだ不明な点が多く，両者の異同および相互の関連性，発生頻度，予後などの解明が今後の重要な課題である。

IPNBは，胆管内腔に乳頭状増殖を示す胆管上皮性腫瘍と定義される。一般的には胆管における膵IPMNのカウンターパートとされ，乳頭状胆管癌などとの鑑別が難しい症例も多い。また粘液産生を伴う場合には胆管粘液性嚢胞腫瘍（mucinous cystic neoplasm：MCN）との鑑別が問題となる。疾患概念を含めていまだコンセンサスが形成されていない部分も多いため，IPNBに対する概念の統一が求められる。一般的には根治切除により良好な予後が期待できるとされるが，各施設においてもIPNBの捉え方が異なっているため，治療方針に関するコンセンサスが得られていないことも問題点の一つにあげられる。

II. 目的・方法

IPNBに対する外科的切除成績を明らかにすることを目的とし，2002年から2016年に京都大学医学部附属病院にて手術を行い，IPNBもしくはPAと診断された33例につき後方視的に検討を行った。

III. 手　術

IPNBに対する根治は切除によってのみ得られるとされ[2]，腫瘍の局在や表層拡大進展の程度により術式を決定する。必要に応じ肝外胆管切除を付加し，胆管断端を陰性にすることが重要である。また，リンパ節郭清は胆管癌手術に準じて行うことが多いが，当院に

Clinical and Pathological Features of Intraductal Papillary Neoplasm of the Bile Duct and Papillary Adenocarcinoma
Gen Yamamoto et al
1）京都大学大学院外科学講座肝胆膵・移植外科学分野（〒606-8507 京都市左京区聖護院川原町54）

表 1 Patient characteristics and the comparison between patients diagnosed with IPNB and PA

	total (n=33)	IPNB (n=10)	PA (n=23)	P value
Gender (male %)	61	60	61	0.963
Age (yo)	69±10	72±8	67±10	0.240
Smoking (yes %)	52	60	48	0.519
Alcohol (yes %)	33	40	30	0.595
Jaundice (present %)	46	44	47	0.948
Found by screenig	34	30	37	0.283
NonB NonC (%)	94	100	91	0.221
HBs Ag (%)	0	0	0	
HCV Ab (%)	6	0	9	
Diabetes (%)	24	20	26	0.704
Anomalous junction of pancreaticobiliary ducts (%)	10	10	10	0.472
Clonorchiasis (%)	0	0	0	
PSC (%)	3	0	4	0.391
PBC (%)	3	0	4	0.391
Cholelithiasis (%)	16	0	23	0.087
Choledocholith (%)	6	20	0	0.058
Hepatolithiasis (%)	3	0	5	0.473
CEA (ng/mL)	2.8±2.4	2.1±1.3	3.1±2.7	0.197
CA19-9 (U/mL)	49±76	25±20	59±88	0.142
AST (IU/L)	69±116	84±188	62±63	0.619
ALT (IU/L)	85±96	69±131	91±76	0.530
γ-GTP (IU/L)	189±175	152±146	205±184	0.412
ALP (IU/L)	459±308	393±235	488±330	0.386
T-bil (mg/dL)	1.2±0.9	1.2±1.1	1.2±0.9	0.964
D-bil (mg/dL)	0.3±0.5	0.3±0.7	0.4±0.3	0.674

Data represent the mean±standard deviation or the percentage.
NonB nonC：non-hepatitis B and non-hepatitis C, HB：hepatitis B, HC：hepatitis C, PSC：primary sclerosing cholangitis, PBC：primary biliary cholangitis

おいては術前に明らかなリンパ節腫大がない場合は#13aの郭清は省略することもある。直接造影による胆管との交通の有無や，経口胆道鏡による表層進展範囲の診断が術式の決定に非常に有用である。

IV. 結　果

1．患者背景

IPNB群とPA群の患者背景の比較を表1に示す。男性60％；61％，年齢72±9歳；69±10歳，喫煙歴有60％；48％，飲酒歴有40％；30％，術前黄疸有症例44％；47％，スクリーニングで発見された症例30％；37％，非B型肝炎非C型肝炎症例100％；91％，糖尿病合併症例20％；26％，肝吸虫症既往0％；0％，膵胆管合流異常症例10％；10％，原発性硬化性胆管炎（PSC）合併症例0％；4％，原発性胆汁性胆管炎（PBC）合併症例0％；4％，胆嚢結石有症例0％；23％，総胆管結石有症例20％；0％，肝内結石有症例0％；5％，CEA 2.1±1.3；3.1±2.7（ng/mL），CA19-9 25±20；59±88（U/mL），AST 84±188；62±63（IU/L），ALT 69±131；91±76（IU/L），γGTP 152±146；205±184（IU/L），ALP 459±308；393±235（IU/L），T-bil 1.2±1.1；1.2±0.9（mg/dL），D-bil 0.3±0.7；0.4±0.3（mg/dL）であり，いずれも両群患者背景間に有意差は認められなかった。

2．臨床病理学的特徴

IPNB群全10症例の臨床病理学的特徴を表2に，PA群全23症例の臨床病理学的特徴を表3に示す。術前診断がIPNBであった症例は6例であり，3例では術前にPAとの診断がなされていた。主腫瘍病変の局在は遠位胆管5例，肝門部3例，肝左葉2例であった。IPNBは膵IPMNと比べ粘液非産生型の腫瘍が多いとされ，当院においても粘液産生を認めた症例は10例中1例のみであった。施行術式は肝左葉切除6例，膵頭十二指腸切除3例，肝右葉切除1例であり，肝外胆管切除を要した症例は9例であった。いずれもリンパ節郭清を施行しているが，PA群では35％がリンパ節転移陽性であったのに対し，IPNB群では病理学的なリンパ節転移陽性症例は認めていない（P＝0.009）。一般的には，IPNBでは胆管壁を超えた浸潤は少ないとされ，T因子はT0 1例，T1 8例，T2 1例であった。また門脈，肝静脈，肝動脈浸潤も認められなかった。病

表 2　Clinicopathological features in IPNB (n=10)

Preoperativer diagnosis	IPNB ; 6	PA ; 3	Unknown ; 1
Location	Distal bile duct ; 5	Hilar ; 3	Left lobe ; 2
Mucobilia	Present ; 1	Absent ; 9	
Identification of protruding lesion	Possible ; 9		
Classification	Generalized type ; 5	Localized type ; 4	Unknown ; 1
Operation	Left hepatectomy ; 6	PD ; 3	Right hepatectomy ; 1
Resection of the extrahepatic bile duct	9		
Pathological finding	High-grade dysplasia ; 5	IPNB with an associated invasive carcinoma ; 4	Low-or intermediate-grade dysplasia ; 1
Lymph node metastasis	n0 ; 10*		
Bile duct	T0 ; 1	T1 ; 8	T2 ; 1
Portal vein invasion	vp0 ; 10		
Hepatic vein invasion	vv0 ; 10		
Hepatic artery invasion	va0 ; 10		
Ovarian stroma	Absent ; 6	Unknown ; 4	
Phenotypes	Pancreatobiliary type ; 4	Gastric type ; 4	Unknown ; 2
Recurrence	1		
Location of recurrence	Main pancreatic duct ; 1		
Prognosis	Survival ; 9	Death of other diseases ; 1	

* : $P=0.009$ compared with PA group

表 3　Clinicopathological features in PA (n=23)

Preoperativer diagnosis	PA ; 23				
Location	Distal bile duct ; 12	Hilar ; 2	Left lobe ; 3	Right lobe ; 3	Unknown ; 3
Mucobilia	Present ; 3	Absent ; 18	Unknown ; 2		
Identification of protruding lesion	Possible ; 18				
Classification	Generalized type ; 7	Localized type ; 4	Cystic type ; 1	Unknown ; 11	
Operation	PD ; 7	Left hepatectomy ; 7	Right hepatectomy ; 5	Extended cholecystectomy ; 1 Gallbladder bed esection + common bile duct segmental resection ; 1	
Resection of the extrahepatic bile duct	21				
Pathological finding	Papillary adenocarcinoma ; 23				
Lymph node metastasis	N0 ; 15	N1 ; 8			
Bile duct	T1 ; 12	T2 ; 5	T3 ; 6		
Portal vein invasion	vp0 ; 20	vp1 ; 2	vp3 ; 1		
Hepatic vein invasion	vv0 ; 23				
Hepatic artery invasion	va0 ; 23				
Surgical margin	Positive (proximal) ; 1				
Recurrence	9				
Location of recurrence	Liver ; 4	Paraaorta LNs ; 2	Intrahepatic bile duct ; 2	Hilar ; 1	
Prognosis	Survival ; 10	Cancer death ; 9	Death of other diseases ; 2	Unknown ; 2	

理所見は IPNB with an associated invasive carcinoma 4 例, high-grade dysplasia 5 例, low-or intermediate-grade dysplasia 1 例であった. IPNB には四つの epithelial subtypes が知られており, 粘液産生や悪性度との関連があるとされる[3]. 当院症例においては pancreatobiliary type 4 例, gastric type 4 例であり, intestinal type および oncocytic type と診断された症例は認められなかった. 粘液産生胆管腫瘍として

表4 Overall survival and recurrence free survival of patients with IPNB (solid line) and PA (dashed line)

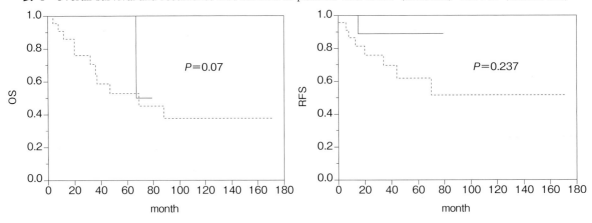

表5 Prognostic factors in all patients

	P value (univariate)	P value (multivariate)	Odds ratio (95% confidence interval)
IPNB vs PA	0.005		
Invasive vs Non-invasive*	0.026		
Lympha node metastasis Positive vs Negative	<.0001	0.004	46 (3.5-595)
Tumor size ≧25 mm vs 25 mm＞	0.176		
Tumor location Extrahepatic vs Intrahepatic/Hilar	0.072		

*：Invasive：contains IPNB with an associated invasive carcinoma and PA, Non-invasive：contains IPNB with any-grade dysplasia

粘液性嚢胞性腫瘍 mucinous cystic neoplasm (MCN)があるが，その特徴である卵巣様間質は IPNB 群においては認められなかった。

3．予後

全生存期間，無再発生存期間を表4に示す。本コホートにおいては症例数が少ないため有意差は認められなかったが，IPNB 群においては原病死を認めず，生存予後は良好な傾向にあった。また IPNB 群の1例において主膵管内に再発を認めており，再切除を要している。この症例は病理学的には IPNB with an associated invasive carcinoma と診断された症例であり，非浸潤性病変である high-grade dysplasia および low or intermediate-grade dysplasia とは性質が大きく異なるものと考えられる。

PA 群ではリンパ節転移陽性 (N1) であった症例を8例に認めている。また再発は9例に認められ，肝内再発がもっとも多く4例，以下傍大動脈リンパ節再発2例，肝内胆管再発2例，肝門部再発1例との結果であった。再発症例中8例が癌死に至っている。

IPNB 群と PA 群を合わせた全患者における予後因子解析を表5に示す。PA，invasive tumors (IPNB with an associated invasive carcinoma and PA group)，リンパ節転移陽性症例は予後不良であり，病理学的腫瘍径，主腫瘍の局在については予後との関連は認められなかった。多変量解析の結果，本コホートにおいてはリンパ節転移陽性が独立した予後因子であった。

まとめ

今回の解析では，IPNB と診断された症例においてはリンパ節転移陽性症例を認めず，IPNB に対する外科的切除の予後は，PA に比較し良好であった。今後はさらなる症例の集積と疾患概念の統一，治療方針に関するコンセンサスの確立が必要である。

参考文献

1) 中沼安二：WHO 新分類による胆道癌の前癌病変および早期癌病変．胆道 **28**：154-162，2014.
2) Alex N, Gordon-Weeks, Keaton Jones, et al.：Systematic Review and Meta-analysis of Current Experience in Treating IPNB. Ann Surg **263**：656-663, 2016.
3) 窪田敬一：胆管内乳頭状腫瘍．胆道 **27**：188-192, 2013.

対談

提供：マイランEPD合同会社

膵外分泌機能不全と膵酵素補充療法

シリーズ第1回
膵外分泌機能不全の診断法

日程　2018年4月14日（土）
場所　京王プラザホテル

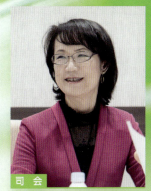

司会
東京女子医科大学 消化器内科
教授　清水 京子 先生

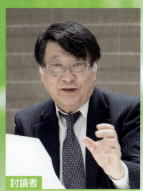

討論者
弘前市医師会健診センター
所長　中村 光男 先生

はじめに

清水　2011年4月、「膵外分泌機能不全における膵消化酵素の補充」を効能・効果として、パンクレリパーゼ製剤（リパクレオン®カプセル150mg/リパクレオン®顆粒300mg分包）が承認されました。本剤は、ブタの膵臓から得られた膵消化酵素製剤で、日本で初めて膵外分泌機能不全に対する有効性と安全性が検証された薬剤です。日局パンクレアチンの約8倍の酵素活性を示し、胃内での失活を防ぐために腸溶性コーティングされ、粒子も小さく、胃からスムーズに腸内に排出されるといった特徴があります。しかしながら、この膵消化酵素補充療法が適正に行われるためには、膵周囲疾患や膵以外の消化吸収不良症候群との鑑別が必要です。また、膵外分泌機能不全患者では膵性糖尿病の合併が多いため、膵性糖尿病の病態を考慮してインスリン療法を行うなど、総合的に治療していくことが重要です。

　そこで全4回にわたり、本分野に造詣の深いエキスパートの先生方に、膵外分泌機能不全すなわち膵性脂肪便と、脂肪便をきたす他の消化吸収不良症候群との鑑別、膵外分泌機能不全の診断、適正な膵消化酵素補充療法などについてお話しいただきます。本日は第1回目として、弘前市医師会健診センター所長、弘前大学名誉教授で日本消化吸収学会理事長の中村先生からお話を伺いたいと思います。

消化吸収不良を伴う疾患

清水　まず、消化吸収不良にはどのような疾患があるか、その病態について簡単にお話しいただけますか。

中村　消化と吸収を臨床的に区別するのは非常に難しいので、昔から消化吸収が悪いものを消化吸収不良症候群と称しています。当然、食事の摂取を前提としているため、中心静脈栄養や胃瘻あるいは経管から成分栄養を行っている方、あるいは各栄養素が量的、質的に少なすぎる場合には、栄養障害があっても、消化吸収不良症候群とはなりません。

　栄養素の面からは、3大栄養素の脂肪、蛋白質、炭水化物のほか、胆汁酸やコレステロールなどの消化吸収不良があります。疾患としては、肝・胆道系、小腸性、そして本日の話題である膵性の3つの消化吸収不良に大きく分けられます（表1）。

　肝・胆道系の消化吸収不良では、胆汁酸の必要量が十二指腸に排泄されないため脂肪の消化吸収に必須のミセルが形成できず、脂肪の消化吸収障害が起

記載されている薬剤の使用にあたっては、各薬剤の添付文書をご参照ください。

対談 膵外分泌機能不全と膵酵素補充療法

き、糞便中に過剰の脂肪が存在する脂肪便を呈します。食欲があり高度な黄疸を認める場合では下痢を呈することはあまりなく、膵疾患に類似した太い有形の脂肪便が大量に出てくることが多くみられます。疾患としては原発性胆汁性胆管炎や閉塞性黄疸、肝硬変などが挙げられます。

小腸性の消化吸収不良は、小腸に広範な病変のあるクローン病や種々の原因で小腸が切除された場合に認められ、水様の便性状を呈する脂肪便です。栄養素の大部分を吸収する空腸、胆汁酸やビタミンB_{12}の吸収の場である回腸のいずれに病変が多くあるかで、臨床像が異なります。

膵性の消化吸収不良は、非代償期の慢性膵炎のほか、膵全摘を含めた膵切除の場合に認められます。膵切除の場合、全摘では十分な食事摂取をしていれば100％脂肪便がみられますが、膵頭十二指腸や膵体尾部切除では、消化吸収が維持されている場合もあるため、脂肪便の有無を注意して確認する必要があります。なお、欧米では遺伝性の膵嚢胞性線維症が膵性の膵外分泌機能不全の代表疾患です。日本では非常にまれな疾患ではありますが、注意が必要です。なお、膵性の消化吸収不良による脂肪便があるものには、膵消化酵素製剤を用いた膵消化酵素補充療法を行います。

膵外分泌機能不全の診断

●糞便検査

清水 次に診断についてですが、画像で膵石や慢性膵炎を疑うような膵病変がある場合、通常ズダンⅢの脂肪染色法やpancreatic function diagnostant（PFD）試験が行われていますが、膵外分泌機能不全はどのように診断され、膵性脂肪便の診断にはどういった方法が一番優れているでしょうか。

中村 シンプルで、一番診断的価値がある方法はbalance studyだと思います。balance studyは、ある一定量の食事を摂取し、それが糞便中にどれだけ出てくるかを比較する検査です。欧米では100gの脂肪を負荷し、糞便中の脂肪排泄量7g／日以上を脂肪便と定義し、膵外分泌機能不全と診断しています。ただし、日本では100gの脂肪を継続して摂取するのは難しい場合が多いので、通常の病院食や日常食で脂肪を40～60g程度摂取した際の糞便中の脂肪排泄量5g／日以上を脂肪便と定義しています。いずれの場合も膵外分泌機能は、健常者の10～20％以下に低下しています。

外来の場合には食べたものを食事調査票に記入してもらい、そこから食事成分やカロリーを計算しますが、携帯電話などを用いた食事写真の視覚媒体を使ってさらに食事分析の精度を上げるようにしている例もあります。また、糞便量は日によって変動するため、通常3日間連続して蓄便し、糞便全量を均質化して定量します。脂肪の測定には、滴定法であるvan de Kamer法やガスクロマトグラフィー（GC）法が主に使用されています。

ズダンⅢ染色法は、定量性がなく実用的でないと考えますので使用していません。むしろ肉眼のほうが診断できるので、3日間蓄便してもらい、糞便量200g／日以上、太さ、色、臭いなどを参考に、総合的に判断します。糞便中の脂肪排泄量が10g／日以上あれば、肉眼でも十分診断できます。また1日に糞便回数が1回未満の例では脂肪便は認められません。すなわち便秘症例には、膵外分泌機能不全がないといえます。

清水 便の一部や便の濃度を測る方法はどうでしょうか。

中村 部分便では脂肪の入り方が均質ではないですし、濃度を測

表1　消化吸収不良の分類

	代表的な疾患	脂肪便の状態
肝・胆道系	・原発性胆汁性胆管炎 ・閉塞性黄疸 ・肝硬変　など	糞便中に過剰の脂肪が存在。食欲があり高度な黄疸を認める場合には、下痢は少ない。
小腸性	・クローン病 ・小腸切除例　など	脂肪便のほとんどは水様便。
膵性	・非代償期の慢性膵炎 ・膵切除例 ・膵嚢胞性線維症　など	脂肪便の多くは有形便。下痢は10％程度と少ない。
その他	・胃切除、特に胃全摘	pancreaticocibal asynchrony（食物と胆汁・膵液との混和異常）の程度によって便性が変化する。

中村 光男先生　提供

る方法も信頼性が低いと考えます。3日間の蓄便は大変でしょうが、やはりこれが最も優れた方法だと思います。

清水 確かにbalance studyは、最も基本的な正しいやり方ですが、排泄物を全部溜めるのは大変で、実施している施設も少ないのではないでしょうか。脂肪便とはどういうものかを誤解されている臨床医の先生もいらっしゃると思いますので、きちんと把握した上でなければ、診断が難しい場合もあると思います。

脂肪便は脂肪の消化吸収をみていますが、炭水化物や蛋白質のほか、胆汁酸やコレステロールなどの消化吸収はどのような方法で確認すればいいでしょう。

中村 消化吸収が悪くなると一番障害されやすい栄養素が脂肪なので、脂肪便と称しています。脂肪便が軽い場合、すなわち糞便脂肪排泄量が1日5～10gのときには、炭水化物や蛋白質の吸収不良を認めないことも多いのですが、脂肪便がひどいとそれに付随して、他の3大栄養素の炭水化物や蛋白質も加水分解されず、便に出てくることがあります。

清水 ただ、これらは肉眼での判別は難しいので、何かよい方法はありますか。

中村 まず、加水分解されなかった炭水化物は、腸内細菌の発酵反応によって、水素、メタン、二酸化炭素（CO_2）などの生体ガス成分と、揮発性の酢酸、プロピオン酸、ブチル酸などの短鎖脂肪酸へと分解されるので、目には見えませんがGC法や高速液体クロマトグラフィー（HPLC）法で測定できます。ただし、糞便中に排泄される未消化炭水化物の量は非常に少ないので、糖質としてはほとんど検出されません。

簡便な測定法は、炭水化物摂取後に生じる呼気ガス成分を測定する方法です。生体ガス成分の一つである水素は大腸粘膜から一部吸収され、血液を介して肺胞から呼気へと排泄されます。このため、呼気中の水素濃度をGC法で測定すれば、炭水化物の消化吸収不良を評価できます。ただし、生体ガス（呼気中水素測定）検査では、血糖の上昇を抑えるα-グルコシダーゼ阻害薬などの薬剤のほか、大量の食物繊維の摂取、血中アンモニア上昇を抑えるラクツロースの投与、乳糖不耐症など多因子の影響を受けやすいので、水素濃度の上昇全てが炭水化物の消化吸収不良が原因とは考えないで、ほかの可能性も認識しておく

ことが必要です。

蛋白質の消化吸収不良の評価には、糞便中の未消化蛋白を構成する窒素を定量するのが一般的です。標準法はケルダール法ですが、この方法は操作が煩雑で少し危険なので、私どもでは精度よく定量できるニンヒドリン法を用いています。

中性ステロール（コレステロールや腸内細菌で還元されたコプロスタノールなど）や胆汁酸については、糞便を加水分解して、脂肪酸、中性ステロールおよび胆汁酸を同時に定量するGC法による一斉分析法などが行われています。

● **膵性脂肪便の見つけ方のコツ**

清水 臨床症状から『慢性膵炎の疑い』の患者さんを紹介されたり、自分が慢性膵炎や脂肪便ではないかと来院される方がおられるのですが、膵性脂肪便の見つけ方のコツはありますか。問診の際、「下痢がありますか」、「水洗トイレで便が浮きますか」と質問する先生も多いと思いますが、どのような場合に膵性脂肪便と考えてよいでしょうか。

中村 膵性脂肪便の大前提は、膵病変があるということです。画像診断で慢性膵炎や高度の膵萎縮があったり、膵切除の病歴や、その他の膵病変の存在が、膵性を考える基本になります。これらの条件下、脂肪の消化吸収不良、いわゆる膵外分泌機能不全があるかどうかの問診で、「下痢がありますか」と聞いて否定的な答えが返ってくると、脂肪の消化吸収不良はないと診断されている場合があるようですが、これは間違いです。小腸性脂肪便とは違い、膵性脂肪便で下痢になるのは10％程度です。また、脂が多いと比重が軽いので、「水洗トイレで便が浮きますか」と便の質問をする医師もいますが、食物繊維が多く含まれている便では便の中に空間ができるので浮いてきます。ですので、この質問も適切ではありません。

清水 では、どのように聞くのがいいのでしょうか。

中村 比較級の聞き方をすべきだと思います。例えば手術をした患者さんの場合、「便はどうですか」と聞くのではなく、「手術前と今とで便の量はどうですか、臭いはどうですか」というように、便の量、回数、臭い、色調などが、手術前と今とでどう違うのかを聞くと、比較的求めていた答えが返ってくると思います。

時々、他の病院にカルテチェックに行くのですが、

対談 膵外分泌機能不全と膵酵素補充療法

膵全摘をして、膵性糖尿病と脂肪便がある患者さんに「下痢をしていますか」と聞いて、下痢がなかったので脂肪便なしとカルテに記載している例がありました。おかしいので調べてみると、600g〜1,000g/日の大量の便が出て、光沢があり、臭いの強い便でした。主治医は日局パンクレアチン1.5g/日を処方していましたが、効くわけがありません。それで何が起きたかというと、夜中に低血糖で意識がなくなり、何度も病院に運ばれていました。こういう例もあるので、原則的な聞き方をきちんとして、便の性状を確認することが非常に大事であると思います。

なお膵性脂肪便は、量が非常に多く、光沢があり、便臭が強いのが特徴です（図1）。臭いのもとは、未消化蛋白質の発酵により生成されるインドールやスカトールによる腐敗臭、未消化炭水化物の発酵で生じる酢酸、プロピオン酸、ブチル酸などの短鎖脂肪酸の酸っぱい臭いで強烈です。ただし、本人は臭いに慣れていて意外とわからないので家族に聞いてみる。そうすれば、膵性消化吸収不良、膵外分泌機能不全や脂肪便の診断が不可能ではないと思います。

● PFD試験

清水 膵外分泌機能を正確に評価する方法として、昔はセクレチン試験やパンクレオザイミン・セクレチン（PS）試験などがありましたが、セクレチンの国内販売が中止になり、膵外分泌機能検査法として、現在日本で保険適用があるのはPFD試験だけです。PFD試験では膵臓のキモトリプシン活性を評価できるとされていますが、膵外分泌機能の正確な診断もできるのでしょうか。

中村 実は、私は若い頃、PFD試験とPS試験を比較する治験に参加しました。PS試験というのはチューブを十二指腸に挿入し、パンクレオザイミンとセクレチンを間隔をおいて静注し、採取した十二指腸液の液量、重炭酸塩濃度、アミラーゼ分泌量の3因子を測定する検査法で、最高重炭酸塩濃度を含めた2因子以上の異常低下があれば慢性膵炎と診断します。ただ、チューブを毎回飲むのは大変なので、もっと簡単にできないかということで、ベンゾイル-L-チロシル-パラアミノ安息香酸（BT-PABA）という試薬を内服するPFD試験（BT-PABA試験）が検討されました。

BT-PABAを経口投与すると、絶食状態（血糖でいえば空腹時血糖に類似）の十二指腸内の膵酵素キモトリプシンによってBTとPABAに加水分解されます。PABAは小腸から吸収され、肝臓で抱合されたあと腎臓から尿中に排泄されるので、尿中PABAの排泄率を測定すれば膵外分泌機能を間接的に評価できます（図2）。ところが、PFD試験は腎泌尿器系の機能の影響を大きく受けるため、推算糸球体濾過量（eGFR）が70mL/分/1.73m^{2}より低下したような高齢者の腎機能障害や、前立腺肥大、過活動膀胱、糖尿病性神経障害による膀胱機能障害などがあると、PABAの排泄が影響を受けてしまいます。簡単にいうと、膵外分泌機能が悪くなくても、全て膵外分泌が低下するまたは障害があると判断されます。いわゆるoverdiagnosisです。

PFD試験については、現在、糞便中脂肪排泄量測定結果と比較検討中です。PFD試験では、若い人の膵外分泌障害の有無はわかります。しかし、高齢者が増加している現在では膵外分泌機能不全の評価は難しいと思います。

清水 確かにPFD試験は、当院でも2回行うと、1回目が駄目で2回目のほうがデータがよくなることがあります。患者さんの尿の採り方や慣れ具合などもあり、なかなか評価が難しいと感じます。

中村 クレアチニンクリアランスなども2回検査すると値がかなり違う場合があります。これは腎臓が悪いのではなく、尿の流出障害など膀胱機能が関係しているので、導尿を行うなど、しっかりとした方法で行う必要があります。BT-PABAは、小腸から吸収され、肝臓で抱合を受け、腎臓から尿中に排泄されるまでにさまざまな代謝を受けるので（図2）、これ

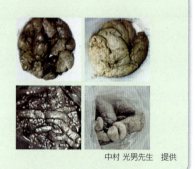

図1 膵性脂肪便の特徴
- 糞便量が多い（200g/日以上）
- 淡黄色で光沢がある
- 多くは脂肪塊を含んだ有形便
- 下痢は少ない
- 普通便より便臭が強い
- 排便回数が1日1回以上

中村 光男先生 提供

らの機能が不十分であればPABA排泄率が低下し、膵臓が大して悪くなくても、膵外分泌機能不全と判断される場合もあり注意が必要です。

清水 そこが、画像とPFD試験の結果が乖離している一つの要因ですね。ほかに先生の施設では、^{12}Cより中性子が1個多い非放射性安定同位体の^{13}C化合物を使って膵外分泌機能を評価されていますが、その試験法についてもご説明いただけますか。

● ^{13}C-標識安定同位体を用いた呼気試験

中村 私どもでは2種類の^{13}C化合物を使い、膵外分泌機能の診断や膵消化酵素補充療法の治療効果を評価しています。一つはBT-PABAのPABAの部分を[1-^{13}C]アラニンに置き換えたベンゾイル-L-チロシル-[1-^{13}C]アラニン(^{13}C-BTA)で、もう一つは中性脂肪の炭素を全部^{13}Cで標識した^{13}C-混合中性脂肪（^{13}C-MTG）で、クロレラ由来の^{13}C-MTGを使っています。いずれも保険適用外ですが、非常に精度がよい試験法で、膵外分泌機能低下や障害を検出するのではなく、膵外分泌不全（膵性脂肪便の存在）を検出することができます。

まず^{13}C-BTAですが、これは空腹時に経口投与し、経時的に呼気中の$^{13}CO_2$を測定する方法です。膵外分泌機能が保たれていれば、^{13}C-BTAは十二指腸内で膵酵素カルボキシペプチダーゼによってBTと[1-^{13}C]アラニンに加水分解されます。遊離した[1-^{13}C]アラニンは小腸から吸収され、大部分は肝臓で代謝され、$^{13}CO_2$として呼気中に排出されるため、呼気中の$^{13}CO_2$を測定することで、間接的に膵外分泌機能を評価できます（図2）。なお、当施設では糞便中の脂肪排泄量を測定し、^{13}C-BTA呼気試験との相関を確認しており、^{13}C-BTAの呼気試験は、膵外分泌機能不全を精度よく簡便に検査するのによい方法だと考えています。

^{13}C-MTGについては、食事由来の植物性脂肪に組

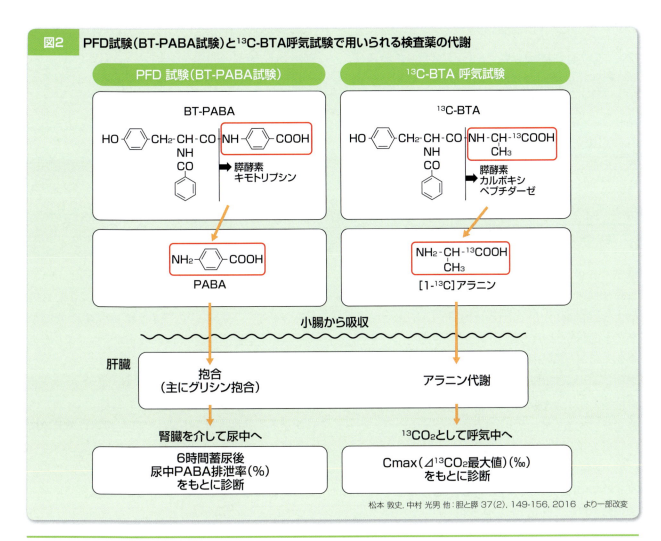

図2 PFD試験（BT-PABA試験）と^{13}C-BTA呼気試験で用いられる検査薬の代謝

松本 敦史, 中村 光男 他：胆と膵 37(2), 149-156, 2016 より一部改変

成が似ているため普通に消化吸収されます。パン、バター、牛乳など、十分な脂肪量を含む試験食を経口摂取してもらい、牛乳は乳糖不耐症だと困るので、お腹にやさしい乳糖がグルコースとガラクトース加水分解されている牛乳を飲ませたりして、空腹時だけでなく脂肪の負荷状態でも検討しています。この方法も糞便中の脂肪排泄量とピタッと合いますので、精度よく検査できます。なお、この検査では、試験食と一緒に^{13}C-BTAを負荷するため、膵酵素を一緒に飲ませることにより、膵消化酵素の必要量や酵素製剤の服用タイミングなども評価可能だと考えており、現在私どもでは、膵消化酵素補充剤パンクレリパーゼを使って検討中です。

他には、中鎖脂肪酸から構成される^{13}C-トリオクタノイン検査を行っている施設もあります。糞便中の脂肪排泄量との比較はされていませんが、術後の膵外分泌機能の評価などに応用されています。

なお、軽い慢性膵炎や膵性機能障害を、今ご紹介したような試験法で検査しても、きちんと評価できないという話をよく耳にしますが、これらの試験法では、膵外分泌機能が高度に低下し、いわゆる不全状態まで悪化しなければ陽性にはなりません。今日お話ししている膵外分泌機能不全の評価法は、膵臓の外分泌機能が8割から9割以上悪くなっているような場合の話だということを、ご理解いただきたいと思います。

オーダーメイド膵酵素補充療法への期待

清水 今のお話をまとめると、非代償期の慢性膵炎や膵全摘を含む膵外分泌不全では、十分な食事を摂取すると脂肪便が出て、それは肉眼やGC法などで診断できますが、より精度のいい簡便な方法として^{13}C化合物を用いた検査法があり、この方法では膵外分泌機能不全の診断のほか、そこにパンクレリパーゼなどを投与すると、必要な酵素量や膵酵素補充療法の治療効果の判定も可能ということですね。

膵外分泌機能の低下の程度は患者さんごとに違うので、必要な酵素量がわかればその方に合ったオーダーメイドの補充療法ができますし、患者さんの栄養管理にも非常に役立つと思います。

中村 そうですね。今はまだ半分夢のような話ですが、膵酵素の至適必要量がある程度わかれば非常に有益です。そのためにも、まず正しい診断法が必要ですが、それが完全には確立されていないため、さまざまな方法が検討されているわけです。

膵外分泌機能不全患者では、大部分において膵性糖尿病を合併します。膵酵素補充療法を行うと糞便中の脂肪量は減少しますが、炭水化物の消化吸収不良も改善するため、今度は血糖が上昇します。これに対して食事を減らすのは絶対に駄目で、膵性糖尿病の病態を考慮してインスリン療法を行うなど、総合的に治療していくことが必要です。膵酵素を補充し、十分な食事を摂取していると、1ヵ月で体重が10kg増加する症例もあります。体重が増えない場合には、十分な食事量を摂取していない可能性やもともと膵外分泌機能不全がない症例に膵酵素を補充している可能性があるため、身体所見や生化学所見、問診でわかる便の性状などを、時々注意して確認することも大事だと思います。

酵素を補充するのはいいのですが、胃の問題や上部消化管のpHの問題などもありますし、手術しても幽門や十二指腸を温存する場合もあるので、手術すれば必ず消化吸収不良が起きるわけでもありません。患者さんの状態に合わせた酵素の使い方をしていただきたいです。また、膵外分泌機能不全では、糖尿病はほぼ必発ですので、膵臓病に従事する医師には、膵酵素補充療法の正確な知識に加え、インスリン製剤の使い方など、糖尿病に関する基本的な知識をぜひ身につけていただきたいと思います。

最後に、膵酵素補充療法を行う場合には、食事摂取量、消化吸収能、栄養（膵性糖尿病）をセット（三位一体）として考えていただきたいということを付け加えさせていただきます。また、膵外分泌機能不全は、膵酵素を補充するだけでコントロールできる疾患だということも、強調しておきたいと思います。

清水 本日は、膵外分泌機能不全の診断法の話題を中心に、膵消化酵素補充療法の概観について、中村先生からお話を伺いました。第2回以降は本日の内容を踏まえた上で、その診断や治療のポイント、ならびに膵酵素補充療法に関するより具体的な内容を、他の先生方からお話しいただく予定です。

本日はどうもありがとうございました。

日本標準商品分類番号　872331　　　　　　〔薬価基準収載〕

処方箋医薬品：注意―医師等の処方箋により使用すること

膵消化酵素補充剤

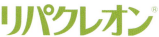　顆粒300mg分包　カプセル150mg

〈パンクレリパーゼ製剤〉　LipaCreon®

貯　法：室温保存
使用期限：製造後3年（最終使用年月をラベル，外箱に表示）

承認番号	顆　粒：22300AMX00549000 カプセル：22300AMX00550000
薬価基準収載年月	2011年7月
販売開始年月	2011年8月

【禁忌】（次の患者には投与しないこと）
(1) 本剤の成分に対し過敏症の既往歴のある患者
(2) ブタ蛋白質に対し過敏症の既往歴のある患者

組成・性状

1. 組成

販売名	成分・分量	添加物	活性値（FIP単位）
リパクレオン顆粒300mg分包	1包中：パンクレリパーゼを300mg含有	マクロゴール，ヒプロメロースフタル酸エステル，ジメチルポリシロキサン（内服用），セタノール，クエン酸トリエチル（カプセル本体：酸化チタン，三二酸化鉄，黄色三二酸化鉄，ラウリル硫酸ナトリウム，ゼラチン）	1包中 リパーゼ：20,000～32,000 アミラーゼ：17,000～30,000 プロテアーゼ：1,120～1,980
リパクレオンカプセル150mg	1カプセル中：パンクレリパーゼを150mg含有		1カプセル中 リパーゼ：10,000～16,000 アミラーゼ：8,500～15,000 プロテアーゼ：560～990

2. 製剤の性状

販売名	性状・剤形	外形（大きさ）	識別コード	質量
リパクレオン顆粒300mg分包	腸溶性剤皮を施した褐色の粒である	―	M15	約0.5g
リパクレオンカプセル150mg	キャップ部が不透明な淡橙色，ボディが淡黄色な硬カプセル剤（内容物は腸溶性剤皮を施した褐色の粒である）	MYLAN 16（2号カプセル）	MYLAN16	約0.31g

〔お知らせ：本剤の有効成分はブタの膵臓抽出物を用いています。このため，原料により，顆粒の製品間に若干の色調変動が認められることがありますが，品質には変化ありません。〕

効能・効果

膵外分泌機能不全における膵消化酵素の補充

＜効能・効果に関連する使用上の注意＞
非代償期の慢性膵炎，膵切除，膵嚢胞線維症等を原疾患とする膵外分泌機能不全により，脂肪便等の症状を呈する患者に投与すること．

用法・用量

通常，パンクレリパーゼとして1回600mgを1日3回，食直後に経口投与する．
なお，患者の状態に応じて，適宜増減する．

＜用法・用量に関連する使用上の注意＞
用法・用量の調整に際しては，患者の年齢，体重，食事量，食事内容，食事回数等を考慮すること．（「重要な基本的注意」及び「臨床成績 2．膵嚢胞線維症」の項参照）

使用上の注意

1. 重要な基本的注意
海外において，高用量のパンクレアチン製剤を服用している膵嚢胞線維症の患者で，回盲部及び大腸の狭窄（線維化性結腸疾患）が報告されているので，観察を十分に行い，異常な腹部症状又は腹部症状の変化があった場合には，適切な処置を行うこと．特に膵嚢胞線維症による膵外分泌機能不全患者に対し，1日体重1kg当たりパンクレリパーゼとして150mg（1/2包又は1カプセル）を超えた用量を投与する場合は注意すること．

禁忌を含む使用上の注意の改訂には十分ご留意下さい．
その他の項目等は製品添付文書をご参照下さい．

2. 副作用
非代償期の慢性膵炎又は膵切除を原疾患とする膵外分泌機能不全患者：
国内の臨床試験における安全性評価対象例149例中64例（43.0%）に副作用（臨床検査値異常を含む）が報告された．主な副作用は，便秘7例（4.7%），下痢7例（4.7%），発熱6例（4.0%），腹部膨満5例（3.4%），高血糖5例（3.4%）であった．

膵嚢胞線維症を原疾患とする膵外分泌機能不全患者：
国内の臨床試験における安全性評価対象例5例中3例（60.0%）に副作用（臨床検査値異常を含む）が報告され，その内訳は，肛門潰瘍1例（20.0%），下痢1例（20.0%），胃腸炎1例（20.0%），麦粒腫1例（20.0%），CK（CPK）上昇1例（20.0%），γ-GTP上昇1例（20.0%），腎機能障害1例（20.0%）であった．
また，海外の臨床試験における安全性評価対象例129例中55例（42.6%）に副作用（臨床検査値異常を含む）が報告された．主な副作用は頭痛12例（9.3%），鼓腸8例（6.2%），腹痛7例（5.4%）であった．

その他の副作用
以下のような副作用があらわれた場合には，症状に応じて適切な処置を行うこと．

	1～5%未満	頻度不明
過敏症	そう痒感	発疹，蕁麻疹
血液	白血球数増加	
肝臓	AST（GOT）上昇，ALT（GPT）上昇，γ-GTP上昇，LDH上昇，ALP上昇，肝機能異常	
消化器	悪心，嘔吐，腹部膨満，鼓腸，下痢，便秘，食欲不振，腹痛	
臨床検査	BUN上昇，血中カリウム増加，血中コレステロール減少，血中トリグリセリド増加，血中ブドウ糖増加，尿中ブドウ糖陽性，血中アミラーゼ増加	
その他	倦怠感，高血糖，低血糖，糖尿病，体重減少，背部痛，発熱，鼻咽頭炎，高血圧	

3. 妊婦，産婦，授乳婦等への投与
妊婦又は妊娠している可能性のある婦人には治療上の有益性が危険性を上回ると判断される場合にのみ投与すること．〔妊娠中の投与に関する安全性は確立していない．〕

4. 小児等への投与
低出生体重児，新生児に対する安全性は確立していない（使用経験がない）．

5. 過量投与
海外において，極めて高用量のパンクレアチン製剤で，高尿酸尿症及び高尿酸血症を生じることが報告されている（本剤を含む膵消化酵素製剤はプリン体を含有している）．

6. 適用上の注意
(1) 薬剤交付時：PTP包装の薬剤はPTPシートから取り出して服用するよう指導すること〔PTPシートの誤飲により，硬い鋭角部が食道粘膜へ刺入し，更には穿孔をおこして縦隔洞炎等の重篤な合併症を併発することが報告されている．〕
(2) 服用時：本剤は砕いたり，噛んだりしないこと．〔腸溶コーティングの保護が破壊され，口腔粘膜を刺激したり，酵素活性が失われたりする．〕また，本剤が口内に残らないよう注意すること．

取扱い上の注意

本剤は吸湿により酵素活性が低下するため，服用直前まで顆粒はアルミ分包，カプセルはPTPシートから取り出さないこと．

包装

リパクレオン顆粒300mg分包：120包，600包
リパクレオンカプセル150mg：PTP　120カプセル（12カプセル×10）
　　　　　　　　　　　　　　　　　600カプセル（12カプセル×50）

＊2018年4月改訂（第9版）

＊製造販売元　マイランEPD合同会社
東京都港区虎ノ門5丁目11番2号
〔資料請求先〕くすり相談室　フリーダイヤル 0120-938-837

編集後記

今回は，胆管内乳頭状腫瘍（IPNB）に関する疾患概念，診断，治療の現状をまとめることを目的に特集を企画した。そもそも，1982年に，IPMNの疾患概念が確立されるきっかけとなった粘液産生膵癌が大橋，高木らにより報告されたが，1987年から粘液産生胆管癌の報告が散見されるようになった。医学中央雑誌で「胆管内乳頭粘液性腫瘍」をキーワードに検索すると2005年の胆道学会ワークショップ「胆管内乳頭粘液性腫瘍（粘液産生胆管腫瘍）の診断と治療」の抄録が一番古いものとしてヒットする。この頃は，IPNB≒粘液産生胆管腫瘍？といったあやふやな感じであったが，中沼安二先生らがIPNBを胆管癌の前浸潤性病変として提唱され，2010年にWHOに取り入れられたという経緯がある。日本胆道学会では引き続き主題として取り上げられていたが，施設によって捉え方が異なっていて，議論がまとまらないことが問題であった。そこで，胆道学会では学術委員会（委員長　窪田敬一先生）が主体となって全国調査，シングルトピックカンファランスなどを開催し，日韓共同研究も含め疾患概念のコンセンサスを目指してきたことは窪田論文に詳しく書かれている。今回の特集で，すべての研究者が納得するものではないが，現時点でわかっている病態がまとめられたものと確信している。執筆していただいた先生全員に感謝したい。IPNBの病態の解明，ひいては胆管癌発癌のメカニズム解明に向け，今後の研究がさらに進んでいくことを期待する。

私事だが，今回の特集を最後に年内で編集委員を降板することになった。本誌を創刊号から購読していたが，1999年1月から編集委員に加わり，最初の特集企画は21巻4号「ss浸潤胆嚢癌の臨床」であった。20年の長きに亘って務められたことは感慨深く，読者諸氏にも心から感謝を申し上げたい。胆道と膵臓に魅せられたマニアが集う本誌「胆と膵」が，これからもさらに発展していくものと信じている。

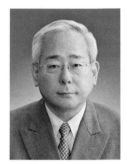

乾　和郎

胆と膵 次号予告 Vol.39 No.9
（2018年9月15日発売予定）

特集　ここまで来た！膵癌の早期診断
（企画：山上　裕機）

序文：膵癌の早期診断の進歩により外科治療は変わるか？	山上　裕機
膵癌の疫学東北大学	水間　正道
膵癌の早期血液診断：腫瘍マーカーの有用性	清水　京子
膵癌早期診断における家族性膵癌登録の役割（リスクファクターも含めて）	高折　恭一
ハイリスク群における診断法のストラテジー	北野　雅之
膵癌の早期画像診断：体外USの有用性	古田　眞智
膵癌の早期画像診断：CTの有用性	桜井　康雄
膵癌の早期画像診断：MRCPの有用性	市川　智章
膵癌の早期画像診断：ERCPの有用性	花田　敬士
膵癌の早期画像診断：EUSおよびEUS-FNAの有用性	原　和生
膵癌の発生過程における病理学的変化	福嶋　敬宜
膵癌の早期診断における細胞診の現状	竹中　明美
膵癌の早期診断におけるリキッドバイオプシー：血液	落谷　孝広
膵癌の早期診断におけるリキッドバイオプシー：十二指腸液	大塚　隆生
膵癌の早期診断におけるメタボローム解析：血液と唾液	朝井　靖二

◆ 今後の特集予定 ◆

Vol.39 No.10　　胆道癌の薬物療法：Up-to-Date（企画：古瀬　純司）

Vol.39 No.11　　DP（尾側膵切除術）を極める！（企画：高折　恭一）

胆と膵 バックナンバーのご案内

バックナンバーを御希望の際は，最寄りの医書店もしくは弊社営業部へご注文下さい。

●お申し込み
医学図書出版株式会社
〒113-0033
東京都文京区本郷 2-29-8　大田ビル
TEL：03-3811-8210
E-mail：info@igakutosho.co.jp（営業部）
URL：http://www.igakutosho.co.jp/

※掲載以前のものをお探しの場合は直接お問い合わせ下さい。

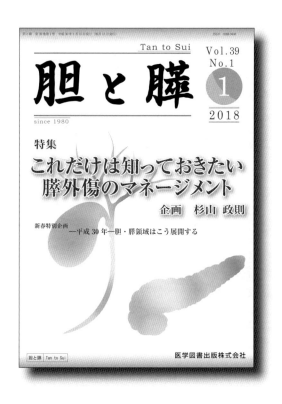

Vol.39 No.7　2018年7月号

特集：R0 切除をめざした胆管癌の術前・術中・術後における診断・治療の工夫

企画：宮崎　勝

術前胆道ドレナージと直接胆管像からみた胆管癌の術式選択
　　　　伊藤　哲ほか
肝門部領域胆管癌に対する R0 切除における
　胆道ドレナージ前 MDCT の有用性
　　　　細川　勇ほか
胆管癌術前診断における SpyGlass DS の有用性
　　　　小川　貴央ほか
経口電子胆道鏡を用いた胆管癌表層進展範囲診断
　　　　石井　康隆ほか
プローブ型共焦点レーザー内視鏡による胆管狭窄の診断
　　　　橋本　千樹ほか
光線力学的診断による胆道癌の術前診断への応用
　　　　野路　武寛ほか
蛍光イメージングを用いた術中診断の試み
　　　　石沢　武彰ほか
超音波造影剤を用いた術中胆道造影（IOC-CEUS）の有用性
　　　　宇山　直樹ほか
術中迅速組織診断による胆管癌 R0 切除の意義と限界
　　　　小林　良平ほか
胆管癌術中肝側胆管陽性時の追加切除の適応と手術手技
　　　　清水　宏明ほか
胆管癌術中十二指腸側陽性時の追加切除の工夫
　　　　松山　隆生ほか
胆道癌に対する術後補助療法の意義と適応
　　　　高舘　達之ほか
胆道癌 R1 外科切除に対する術後補助化学療法の効果
　　　　村上　義昭ほか
胆道癌 R1 外科切除，胆管断端陽性例に対する
　術後陽子線治療の役割
　　　　奥村　敏之ほか
胆道癌 R1 外科切除，胆管断端陽性例に対する
　術後 Photodynamic therapy の試み
　　　　濱田　剛臣ほか
胆道癌に対する粒子線治療（陽子線，重粒子線）
　　　　寺嶋　千貴ほか

Vol.39 No.6　2018年6月号

特集：胆膵疾患と性差医学

企画：神澤　輝実

Personalized 医療としての性差医学・医療
　　　白鳥　敬子
原発性胆汁性胆管炎（PBC）の性差の観点からみた特徴
　　　谷合麻紀子ほか
性差による臨床像の差違
　―膵・胆管合流異常と先天性胆道拡張症―
　　　神澤　輝実ほか
性差による臨床像の差違―胆管内乳頭状腫瘍―
　　　窪田　敬一ほか
性差による臨床像の差違―胆石症―
　　　正田　純一
性差による臨床像の差違―胆嚢癌―
　　　堅田　朋大ほか
性差による慢性膵炎の臨床的特徴の差異
　　　阪上　順一ほか
性差による臨床像の差違―自己免疫性膵炎―
　　　田原　純子ほか
性差による臨床像の差違―膵粘液性嚢胞腫瘍（MCN）―
　　　鈴木　裕ほか
性差による臨床像の差違―膵漿液性嚢胞腫瘍（SCN）―
　　　渡邊　利広ほか
性差による臨床像の差違
　―Solid Pseudopapillary Neoplasm（SPN）―
　　　花田　敬士ほか
妊娠と胆膵疾患
　　　大屋　敏秀ほか
アルコールと女性
　　　菊田　和宏ほか
化学療法の有効性と副作用と性差
　　　古瀬　純司ほか
女性における放射線診断ならびに放射線治療による被曝の留意点
　　　唐澤　克之
●症例
巨大胆嚢の1例
　　　鈴木　範明ほか
●症例
腎細胞癌胆嚢転移の1例―本邦報告36例の集計―
　　　中沢　和之ほか

Vol.39 No.5　2018年5月号

特集：胆道・膵疾患術後の晩期障害

企画：遠藤　格

胆道再建部狭窄・胆管炎・肝内結石
　―経口（内視鏡的）アプローチ―
　　　岩崎　暁人ほか
胆道再建部狭窄・胆管炎・肝内結石―経皮アプローチ―
　　　三好　広尚ほか
胆道再建部狭窄・肝内結石―外科的アプローチ―
　　　樋口　亮太ほか
遺残胆嚢・胆嚢管結石および胆嚢管断端神経腫
　　　山本　淳ほか
門脈閉塞による静脈瘤―外科的アプローチ―（Rex shunt）
　　　岡島　英明ほか
門脈狭窄による静脈瘤の成人例―経皮的アプローチ―
　　　伊神　剛ほか
小児肝移植後の晩期門脈関連合併症に対する
　経皮的カテーテル治療について
　　　平田　義弘ほか
膵癌に対する脾静脈合併切除を伴う膵頭十二指腸切除後の
　左側門脈圧亢進症
　　　小野　嘉大ほか
膵頭十二指腸切除（PD）後の脂肪肝
　　　坂口　充弘ほか
膵性糖尿病と膵性下痢
　　　高野　重紹ほか
脾摘後重症感染症について―予防と対策―
　　　橋本　直樹
膵・胆管合流異常，先天性胆道拡張症分流手術後の胆道癌
　　　大塚　英郎ほか
膵消化管吻合部狭窄に対する内視鏡治療
　　　松波　幸寿ほか
膵全摘術後栄養障害とQOL
　　　松本　逸平ほか
先天性胆道拡張症術後のAYA世代の管理
　　　松浦　俊治ほか
葛西手術後の長期管理
　　　田中　拡ほか
慢性膵炎に対するFrey手術後の再燃・発癌
　　　江川　新一ほか

Vol.39 No.4　2018年4月号

**特集：Precision medicineをめざした
　胆道・膵悪性腫瘍ゲノム医療の最前線**

企画：山口　武人

膵・胆道悪性腫瘍の分子診断から治療への動向
　　　永瀬　浩喜
胆道癌のゲノム・遺伝子異常
　　　柴田　龍弘
次世代シークエンサーを用いたがん関連遺伝子解析の課題
　　　横井　左奈
膵癌・胆嚢癌におけるリキッドバイオプシーを用いた
　がん遺伝子解析
　　　西尾　和人ほか
血中マイクロRNA測定による膵癌・胆道癌の早期診断
　　　松﨑潤太郎ほか
EUS-FNA検体を用いた膵癌ゲノム解析の現状と課題
　　　須藤研太郎
ヒト膵癌オルガノイド培養を用いた薬剤感受性評価の展望
　　　上野　康晴ほか
がん遺伝子パネル検査におけるクリニカルシーケンス
　カンファレンスの役割―膵癌における免疫チェックポイント
　阻害剤の可能性―
　　　金井　雅史ほか
膵癌・胆道癌に対するクリニカルシーケンス
　―SCRUM-Japanの取り組み―
　　　大場　彬博ほか
網羅的がん遺伝子検査を用いた胆道・膵癌個別化医療の実践
　　　林　秀幸
膵癌・胆道癌のリスク因子：環境要因と遺伝要因
　　　岩崎　基
●症例
診断に難渋しEUS-FNAを施行した膵リンパ上皮嚢胞の1例
　　　増田　智成ほか
●症例
術前DIC-CTおよび術中胆道造影により副交通胆管枝を確認し
　安全に腹腔鏡下胆嚢摘出術を施行した胆嚢結石症の1例
　　　荒井　啓輔ほか
●症例
主膵管全体に進展するintraductal papillary mucinous
　neoplasmに対し膵全摘術を施行した1例
　　　鈴木　優美ほか
●症例
膵管不完全癒合の腹側膵管尾側端に発生した
　intraductal papillary-mucinous carcinoma（IPMC）の1例
　　　佐藤　辰宣ほか

Vol.39 No.3　2018年3月号

特集：胆嚢癌―術前診断に応じた治療を再考する―

企画：海野　倫明

はじめに―術前診断に応じた胆嚢癌治療―
　　　海野　倫明ほか
胆嚢癌の疫学
　　　松山　隆生ほか
胆嚢癌のリスクファクター
　　　神澤　輝実ほか
胆嚢癌の病理形態学的特徴と画像診断
　　　清野　浩子ほか
胆嚢癌の鑑別診断と深達度診断―超音波検査―
　　　岡庭　信司ほか
胆嚢癌の鑑別診断と進展度診断―超音波内視鏡―
　　　菅野　敦ほか
胆嚢癌の鑑別診断と進展度診断―CT―
　　　松原　崇史ほか
MRIによる胆嚢癌の鑑別診断と進展度診断
　　　浦川　博史ほか
胆嚢癌の鑑別診断と深達度診断―PET診断―
　　　岩渕　雄ほか
胆嚢癌の術前診断に応じた治療方針―T1胆嚢癌―
　　　石原　慎ほか
胆嚢癌の術前診断に応じた治療方針―T2胆嚢癌―
　　　坂田　純ほか
胆嚢癌の術前診断に応じた治療方針―T3胆嚢癌―
　　　千田　嘉毅ほか
胆嚢癌の術前診断に応じた治療方針―T4胆嚢癌―
　　　土川　貴裕ほか
治療開始前にリンパ節転移陽性と診断した
　胆嚢癌に対する治療戦略
　　　小林　省吾ほか
切除後に判明した偶発胆嚢癌
　　　味木　徹夫ほか
胆嚢癌の術前診断に応じた治療方針
　―コンバージョン切除―
　　　久保木　知ほか
切除不能胆嚢癌に対する全身化学療法
　　　小林　智ほか

Vol.39 No.2　2018年2月号

●連載
ちょっと気になる胆・膵画像—ティーチングファイルから—
第38回　膵神経内分泌腫瘍の診断
　—ソマトスタチン受容体シンチグラフィー，
　他モダリティーを用いた画像診断—
　　　　　　　　　　　　　　　　　小山奈緒美ほか

特集：オートファジー～胆膵疾患とのかかわりについて～
　　　　　　　　　　　　　　　　　企画：清水　京子

オートファジーと疾患とのかかわり
　　　　　　　　　　　　　　　　　高橋　俊作ほか
オートファジーの制御機構と活性測定法
　　　　　　　　　　　　　　　　　千野　　遥ほか
選択的オートファジーとKeap1-Nrf2系の関連
　　　　　　　　　　　　　　　　　濱田　　晋ほか
発がん機構におけるオートファジーのかかわり
　　　　　　　　　　　　　　　　　清水　重臣
急性膵炎におけるオートファジーとエンドサイトーシス
　　　　　　　　　　　　　　　　　眞嶋　浩聡ほか
膵炎とオートファジー-リソソーム系
　　　　　　　　　　　　　　　　　大村谷昌樹ほか
膵癌進展と膵星細胞のオートファジー
　　　　　　　　　　　　　　　　　仲田　興平ほか
膵癌治療におけるオートファジー制御の意義
　　　　　　　　　　　　　　　　　橋本　大輔ほか
胆道疾患におけるオートファジーの関与
　　　　　　　　　　　　　　　　　佐々木素子
オートファジーと糖尿病
　　　　　　　　　　　　　　　　　福中　彩子ほか

●研究
電気伝導方式ESWL機材を併用した内視鏡的膵石治療
　　　　　　　　　　　　　　　　　佐貫　　毅ほか

Vol.39 No.1　2018年1月号

●新春特別企画
—平成30年—　胆・膵領域はこう展開する
　　　　　　　　　　　　　　　胆と膵編集委員会編

●連載
ちょっと気になる胆・膵画像—ティーチングファイルから—
第37回　膵管狭窄を合併したセロトニン陽性膵神経内分泌腫瘍
　の1例
　　　　　　　　　　　　　　　　　松浦　智徳ほか

特集：これだけは知っておきたい膵外傷のマネージメント
　　　　　　　　　　　　　　　　　企画：杉山　政則

膵外傷の機序と病態
　　　　　　　　　　　　　　　　　加地　正人ほか
膵外傷の診療体系
　　　　　　　　　　　　　　　　　船曳　知弘
膵損傷のCT診断
　　　　　　　　　　　　　　　　　池田　慎平ほか
膵外傷のMRI/MRCP診断
　　　　　　　　　　　　　　　　　小澤　瑞生ほか
膵外傷のERCP診断
　　　　　　　　　　　　　　　　　栗栖　　茂
膵外傷のEUS診断
　　　　　　　　　　　　　　　　　杉山　政則ほか
膵外傷の治療体系
　　　　　　　　　　　　　　　　　若狭　悠介ほか
膵外傷に対する膵縫合，ドレナージ術
　　　　　　　　　　　　　　　　　安藤　恭久ほか
膵外傷に対する膵分節切除再建手術
　—Letton-Wilson法，Bracey法
　　　　　　　　　　　　　　　　　村上　壮一ほか
膵外傷に対する膵切除術
　　　　　　　　　　　　　　　　　小林慎二郎ほか
膵外傷に対する内視鏡治療
　　　　　　　　　　　　　　　　　松波　幸寿ほか
膵損傷に対するIVR
　　　　　　　　　　　　　　　　　三浦　剛史ほか
ダメージコントロールサージェリー
　　　　　　　　　　　　　　　　　久志本成樹ほか

●話題
胆膵疾患の内視鏡治療—歴史編—
　　　　　　　　　　　　　　　　　藤田　力也
胆膵疾患の内視鏡治療—現状と将来—
　　　　　　　　　　　　　　　　　河本　博文

Vol.38 No.12　2017年12月号

特集：膵神経内分泌腫瘍診療の最前線
　　　　　　　　　　　　　　　　　企画：伊藤　鉄英

膵神経内分泌腫瘍の新たな病理組織分類　WHO 2017
　　　　　　　　　　　　　　　　　笹野　公伸ほか
膵神経内分泌腫瘍（PanNEN）における予後・治療効果予測
　—TNM分類を含めて—
　　　　　　　　　　　　　　　　　長村　義之
コラム①：膵神経内分泌腫瘍の全ゲノム解析
　　　　　　　　　　　　　　　　　河邉　　顕
新規がん抑制遺伝子PHLDA3は膵神経内分泌腫瘍攻略における
　もっとも重要な分子の一つである
　　　　　　　　　　　　　　　　　友杉　充宏ほか
膵神経内分泌腫瘍と遺伝性疾患
　　　　　　　　　　　　　　　　　櫻井　晃洋
機能性膵神経内分泌腫瘍の存在診断・局在診断
　　　　　　　　　　　　　　　　　植田圭二郎ほか
膵神経内分泌腫瘍に対する^{111}Inペンテトレオチドを用いた
　ソマトスタチン受容体シンチグラフィー（SRS）の有用性と
　今後の展開
　　　　　　　　　　　　　　　　　小林　規俊ほか
膵神経内分泌腫瘍に対する^{68}Ga DOTATOCの有用性と
　今後の展開
　　　　　　　　　　　　　　　　　中本　隆介ほか
膵神経内分泌腫瘍に対する外科治療
　　　　　　　　　　　　　　　　　中島　陽平ほか
進行性膵神経内分泌腫瘍に対するランレオチドの有用性
　　　　　　　　　　　　　　　　　伊藤　鉄英ほか
切除不能高分化型膵神経内分泌腫瘍（NET G1/G2/G3）
　に対する薬物療法—新しいWHO分類2017をふまえて—
　　　　　　　　　　　　　　　　　森実　千種ほか
切除不能低分化型膵神経内分泌癌（panNEC-G3）の
　特徴と薬物療法
　　　　　　　　　　　　　　　　　栗田　裕介ほか
膵神経内分泌腫瘍に対するPeptide Receptor Radionuclide
　Therapy（PRRT）
　　　　　　　　　　　　　　　　　絹谷　清剛
コラム②：膵神経内分泌腫瘍と国際神経内分泌腫瘍連盟
　（International Neuroendocrine Cancer Alliance：INCA）
　　　　　　　　　　　　　　　　　眞島　喜幸
コラム③：Global ReGISTry NETworkの構築と今後の展望
　　　　　　　　　　　　　　　　　阪峯　基広

●連載
その「世界」の描き方＜第11回＞
　早期の癌に挑む—髙木　國夫先生—
　　　　　　　　　　　　　　　　　福嶋　敬宜

●症例
残胃血流評価として術中ICG蛍光造影が有用であった
　幽門側胃切除術後膵体尾部切除の1例
　　　　　　　　　　　　　　　　　市川　洋平ほか

Vol.38 No.11　2017年11月号

特集：局所進行膵癌の治療限界に挑む
　　　　　　　　　　　　　　　　　企画：山上　裕機

序文
　　　　　　　　　　　　　　　　　山上　裕機
膵癌取扱い規約第7版における切除可能性分類
　　　　　　　　　　　　　　　　　加藤　弘幸ほか
局所進行切除不能膵癌のconversion surgeryへのタイミング
　　　　　　　　　　　　　　　　　里井　壮平ほか
局所進行膵癌の術前治療後の画像診断
　　　　　　　　　　　　　　　　　小川　　浩ほか
局所進行膵癌に対する術前化学療法の組織学的効果判定
　　　　　　　　　　　　　　　　　全　　　陽
局所進行膵癌に対する門脈合併切除
　　　　　　　　　　　　　　　　　祐川　健太ほか
局所進行膵癌に対するmesenteric approach
　　　　　　　　　　　　　　　　　廣野　誠子ほか
局所進行膵癌に対する肝動脈合併膵切除の治療成績
　　　　　　　　　　　　　　　　　天野　良亮ほか
局所進行膵体部癌に対する腹腔動脈合併尾側膵切除の治療成績
　　　　　　　　　　　　　　　　　中村　　透ほか
腹腔動脈合併膵体尾部切除術の合併症対策
　　　　　　　　　　　　　　　　　岡田　健一ほか
局所進行切除不能膵癌に対する化学療法
　　　　　　　　　　　　　　　　　古瀬　純司
局所進行切除不能膵癌に対する化学放射線療法
　　　　　　　　　　　　　　　　　井岡　達也ほか
局所進行切除不能膵癌に対する強度変調放射線療法（IMRT）を
　用いた化学放射線治療
　　　　　　　　　　　　　　　　　後藤　容子ほか
局所進行膵癌に対する重粒子線治療
　　　　　　　　　　　　　　　　　山田　　滋ほか
局所進行切除不能膵癌に対するナノナイフ治療
　　　　　　　　　　　　　　　　　森安　史典ほか

●症例
超音波内視鏡により乳頭括約筋機能障害が疑われた
　胆嚢摘出後症候群の1例
　　　　　　　　　　　　　　　　　福岡　英志ほか

●症例
膵頭十二指腸切除後の難治性腹腔内出血に対する
　一期的膵吻合再建の経験
　　　　　　　　　　　　　　　　　梁　　英樹ほか

Vol.38 臨時増刊特大号　2017年10月号増刊

特集：胆膵EUSを極める
—私ならこうする (There is always a better way)—
　　　　　　　　　　　　　　　　　企画：糸井　隆夫

序文：胆膵EUSを極める—There is always a better way—
　　　　　　　　　　　　　　　　　　　糸井　隆夫

診　断
ラジアル型EUS標準描出法
　　　　　　　　　　　　　　　　　萬代晃一朗ほか
コンベックス走査型EUSによる標準描出法
　　　　　　　　　　　　　　　　　佐藤　　愛ほか
超音波内視鏡の進歩　直視コンベックス型EUS標準描出法
　　　　　　　　　　　　　　　　　岩井　知久ほか
造影EUS
　　　　　　　　　　　　　　　　　今津　博雄ほか
EUSエラストグラフィ
　　　　　　　　　　　　　　　　　大野栄三郎ほか
胆膵疾患に対するEUS-FNA—われわれはこうしている—
　　　　　　　　　　　　　　　　　石田　祐介ほか
EUS-FNA 私はこうする
　　　　　　　　　　　　　　　　　花田　敬士ほか
EUS-FNA—私はこうする—
　　　　　　　　　　　　　　　　　蘆田　玲子ほか
EUS-FNA—私はこうする—
　　　　　　　　　　　　　　　　　良沢　昭銘ほか
EUS-FNA—私はこうする—
　　　　　　　　　　　　　　　　　菅野　　敦ほか
EUS-FNA—パターン別　穿刺困難例を克服—
　　　　　　　　　　　　　　　　　佐藤　高光ほか
EUS-FNA 私ならこうする
　　—確実で臨床に即した組織細胞診をめざして—
　　　　　　　　　　　　　　　　　深見　悟生ほか

治　療
膵炎に伴う膵および膵周囲液体貯留に対するドレナージ術
　　（含　ネクロセクトミー）—私はこうする—
　　　　　　　　　　　　　　　　　入澤　篤志ほか
膵周囲液体貯留（PFC）ドレナージ（含むネクロセクトミー）
　　—私はこうする—
　　　　　　　　　　　　　　　　　金　　俊文ほか
膵周囲液体貯留（PFC）ドレナージ（含ネクロセクトミー）
　　—私ならこうする—
　　　　　　　　　　　　　　　　　向井俊太郎ほか
術後再建腸管症例に対する肝内胆管ドレナージ術（HGS, HJS）
　　—私はこうする—
　　　　　　　　　　　　　　　　　塩見　英之ほか
肝内胆管ドレナージ（HGS, HJS）—私はこうする—
　　　　　　　　　　　　　　　　　伊佐山浩通ほか
肝内胆管ドレナージ（HGS, HJS）—私はこうする—
　　　　　　　　　　　　　　　　　小倉　　健ほか
EUSガイド下肝外胆管ドレナージ（EUS-guided
　　choledochoduodenostomy：EUS?CDS）—私はこうする—
　　　　　　　　　　　　　　　　　原　　和生ほか
遠位胆管狭窄に対するEUS-CDS—われわれはこうする—
　　　　　　　　　　　　　　　　　伊藤　　啓ほか
EUSガイド下順行性ステンティング
　　　　　　　　　　　　　　　　　田中　麗奈ほか
胆管ランデブー
　　　　　　　　　　　　　　　　　岩下　拓司ほか
胆管結石除去術
　　　　　　　　　　　　　　　　　土屋　貴愛ほか
胆嚢ドレナージ—私はこうする—
　　　　　　　　　　　　　　　　　三長　孝輔ほか
胆嚢ドレナージ—私はこうする—
　　　　　　　　　　　　　　　　　辻　修二郎ほか
EUSガイド下膵管ドレナージ—私はこうする—
　　　　　　　　　　　　　　　　　原　　和生ほか
EUSガイド下膵管ドレナージ
　　　　　　　　　　　　　　　　　糸井　隆夫ほか
膵管ランデブー
　　　　　　　　　　　　　　　　　矢根　　圭ほか
EUSガイド下腹腔神経叢ブロック—私はこうする—
　　　　　　　　　　　　　　　　　安田　一朗ほか
癌性疼痛に対する腹腔神経叢ブロック—私はこうする—
　　　　　　　　　　　　　　　　　石渡　裕俊ほか

●座談会
EUSを極める—教育法と今後の動向—
　　糸井　隆夫（司会），入澤　篤志，安田　一朗，
　　良沢　昭銘，潟沼　朗生，土屋　貴愛

Vol.38 No.10　2017年10月号

●連載
ちょっと気になる胆・膵画像—ティーチングファイルから—
　第36回　主膵管内腫瘍栓を呈した腺房細胞癌の1例
　　　　　　　　　　　　　　　　　小川　　浩ほか

特集：急性胆嚢炎に対する最新のマネージメント
　　　　　　　　　　　　　　　　　企画：伊佐山浩通

序文：治療戦略と胆嚢ドレナージ法の概要
急性胆嚢炎の発症機序と鑑別診断のコツ
　　　　　　　　　　　　　　　　　竹中　　完ほか
ガイドラインからみた急性胆嚢炎のマネージメント
　　—内科の立場から—
　　　　　　　　　　　　　　　　　露口　利夫ほか
ガイドラインから見た急性胆嚢炎のマネージメント
　　—外科の立場から—
　　　　　　　　　　　　　　　　　三浦　文彦ほか
急性胆嚢炎に対する経乳頭的胆嚢ドレナージ術の適応とテクニック
　　　　　　　　　　　　　　　　　河上　　洋ほか
超音波内視鏡ガイド下胆嚢ドレナージ術の適応とテクニック
　　　　　　　　　　　　　　　　　松原　三郎ほか
急性胆嚢炎に対する経皮的アプローチの適応とテクニック
　　　　　　　　　　　　　　　　　伊藤　　啓ほか
ドレナージ後の胆嚢摘出術：蛍光ナビゲーションと
　　超音波内視鏡ガイド下ドレナージ
　　　　　　　　　　　　　　　　　河口　義邦ほか
蛍光イメージング下胆嚢摘出術の実際とコツ
　　　　　　　　　　　　　　　　　石沢　武彰ほか
穿孔を起こした急性胆嚢炎の外科的マネージメント
　　　　　　　　　　　　　　　　　澁谷　　誠ほか
穿孔を起こした急性胆嚢炎の内科的マネージメント
　　　　　　　　　　　　　　　　　斉藤　紘昭ほか
急性胆嚢炎切除不能例のマネージメント
　　　　　　　　　　　　　　　　　田村　　崇ほか
Mirizzi症候群の内視鏡的マネージメント
　　　　　　　　　　　　　　　　　松波　幸寿ほか
無石胆嚢炎のマネージメント
　　　　　　　　　　　　　　　　　塩見　英之ほか
急性胆嚢炎胆管結石合併例のマネージメント
　　　　　　　　　　　　　　　　　細野　邦広ほか
胆嚢癌合併例のマネージメント
　　　　　　　　　　　　　　　　　中西　喜嗣ほか

Vol.38 No.9　2017年9月号

膵臓・膵島移植 Up-to-Date
　　　　　　　　　　　　　　　　　企画：高折　恭一

膵臓・膵島移植の最前線
　　　　　　　　　　　　　　　　　穴澤　貴行ほか
膵臓移植の現況
　　　　　　　　　　　　　　　　　浅岡　忠史ほか
膵臓移植の手術手技 Up-to-Date
　　　　　　　　　　　　　　　　　伊藤　泰平ほか
生体膵臓移植 Up-to-Date
　　　　　　　　　　　　　　　　　剣持　　敬ほか
膵臓移植の免疫制御療法 Up-to-Date
　　　　　　　　　　　　　　　　　大段　秀樹
1型糖尿病に対する islet replacement therapy としての
　　膵臓移植の効果
　　　　　　　　　　　　　　　　　馬場園哲也ほか
膵島移植の現況
　　　　　　　　　　　　　　　　　穴澤　貴行ほか
膵島分離・移植におけるイノベーション
　　　　　　　　　　　　　　　　　後藤　昌史
膵島移植の免疫抑制法 Up-to-Date
　　　　　　　　　　　　　　　　　野口　洋文ほか
膵島移植における新たな移植方法
　　　　　　　　　　　　　　　　　角　昭一郎
自家膵島移植 Up-to-Date
　　　　　　　　　　　　　　　　　丸山　通広ほか
異種膵島移植の展望
　　　　　　　　　　　　　　　　　霜田　雅之
膵臓・膵島再生研究の現状と展望
　　　　　　　　　　　　　　　　　伊藤　　遼ほか

●症例
短期間で急速に増大した膵管内乳頭粘液性腫瘍を伴わない
　　膵粘液癌の1切除例
　　　　　　　　　　　　　　　　　中橋　剛一ほか
成人男性に発症し横行結腸間膜への浸潤を認めた
　　膵 solid-pseudopapillary neoplasm の1例
　　　　　　　　　　　　　　　　　佐久間　淳ほか

Vol.38 No.8　2017年8月号

●連載
ちょっと気になる胆・膵画像—ティーチングファイルから—
第35回　破裂による腹膜炎を契機に発見された
　膵粘液性囊胞腫瘍の1例
　　　　　　　　　　　　　　　　清永　麻紀ほか

特集：膵癌治療の最前線—諸問題の解決にむけた取り組み—
　　　　　　　　　　　　　　　企画：古瀬　純司
家族性膵癌の治療
　　　　　　　　　　　　　　　　松林　宏行ほか
浸潤性膵管癌に対する合成セクレチンを用いた
　膵液細胞診の診断能
　　　　　　　　　　　　　　　　武田　洋平ほか
Borderline resectable 膵癌に対する gemcitabine 併用術前
　化学放射線療法—Oncological な視点から見た Resectability
　の問題点について—
　　　　　　　　　　　　　　　　髙橋　秀典ほか
T4膵癌に対する手術を前提とした化学放射線療法の治療成績
　　　　　　　　　　　　　　　　岸和田昌之ほか
MRI 拡散強調画像による
　Borderline resectable 膵癌術前治療効果判定の取り組み
　　　　　　　　　　　　　　　　岡田　健一ほか
切除不能膵癌に対する FOLFIRINOX 療法とゲムシタビン＋
　ナブパクリタキセル療法の現状—Conversion rate と治療成績—
　　　　　　　　　　　　　　　　夏目　誠治ほか
局所進行膵癌における治療奏効例に対する治療戦略
　—Conversion surgery の適応についての考察—
　　　　　　　　　　　　　　　　須藤研太郎ほか
切除不能膵癌に対する化学療法—FOLFIRINOX 療法と
　ゲムシタビン＋ナブパクリタキセル療法をどう使い分けるか？
　　　　　　　　　　　　　　　　尾阪　将人
高齢者膵癌に対する手術適応についての多施設共同研究
　　　　　　　　　　　　　　　　庄　雅之ほか
高齢者膵癌に対する化学療法—包括的高齢者機能評価と治療選択—
　　　　　　　　　　　　　　　　小林　智
膵癌に対する免疫療法：治療開発の趨勢
　　　　　　　　　　　　　　　　石井　浩
膵癌の癌性疼痛に対する
　EUS ガイド下神経叢ブロック（融解）術の有用性
　　　　　　　　　　　　　　　　宮田　剛ほか

Vol.38 No.7　2017年7月号

特集：十二指腸乳頭部癌—現状の問題点と今後の展望—
　　　　　　　　　　　　　　　企画：宮崎　勝
十二指腸乳頭部の腫瘍性病変の病理
　　　　　　　　　　　　　　　　羽賀　敏博ほか
内視鏡時に肉眼的に癌を疑うべき病変はどのようなものか？
　　　　　　　　　　　　　　　　本定　三季ほか
In situ の乳頭部癌はどの程度正確に診断可能か？
　　　　　　　　　　　　　　　　松原　三郎ほか
十二指腸乳頭部癌の組織学的亜型と臨床的意義
　　　　　　　　　　　　　　　　岡野　圭一ほか
十二指腸乳頭部腫瘍における生検病理診断と胆汁細胞診を
　どう判断するか—臨床側の立場から—
　　　　　　　　　　　　　　　　山本　慶郎ほか
胆道癌取扱い規約第6版からみた乳頭部癌進展度分類の問題点
　　　　　　　　　　　　　　　　大塚　将之ほか
十二指腸乳頭部腫瘍の十二指腸壁浸潤はどこまで診断可能か？
　　　　　　　　　　　　　　　　伊藤　啓ほか
乳頭部癌の膵実質浸潤診断はどこまで可能か？
　　　　　　　　　　　　　　　　太和田勝之ほか
十二指腸乳頭部腫瘍の胆管内および膵管内進展は
　どこまで診断可能か？—EUS・IDUS を中心に—
　　　　　　　　　　　　　　　　小松　直広ほか
乳頭部癌の術前リンパ節転移診断
　　　　　　　　　　　　　　　　伊関　雅裕ほか
ガイドラインからみた乳頭部癌の治療方針の妥当性
　　　　　　　　　　　　　　　　森　泰寿ほか
内視鏡的乳頭切除術の手技とその適応は？
　　　　　　　　　　　　　　　　川嶋　啓揮ほか
経十二指腸的乳頭部切除の手技とその適応は？
　　　　　　　　　　　　　　　　今村　直哉ほか
膵頭十二指腸切除は乳頭部癌すべてに適応すべきか？
　　　　　　　　　　　　　　　　北畑　裕司ほか
膵温存十二指腸切除は安全に施行可能なオプションか？
　　　　　　　　　　　　　　　　後藤　晃紀ほか
乳頭部癌に対する腹腔鏡下膵頭十二指腸切除の適応
　　　　　　　　　　　　　　　　永川　裕一ほか

●研究
肝外胆管癌切除例における胆管断端陽性例の予後
　　　　　　　　　　　　　　　　志摩　泰生ほか

●症例
膵・胆管合流異常を伴わない広義の先天性胆道拡張症の2例
　　　　　　　　　　　　　　　　三宅　啓ほか

Vol.38 No.6　2017年6月号

特集：硬化性胆管炎の診療における最近の進歩
　　　　　　　　　　　　　　　企画：乾　和郎
硬化性胆管炎診療の歴史的変遷
　　　　　　　　　　　　　　　　滝川　一
本邦における原発性硬化性胆管炎と IgG4 関連硬化性胆管炎の現状
　—硬化性胆管炎の診療ガイドライン作成にむけて—
　　　　　　　　　　　　　　　　田妻　進
原発性硬化性胆管炎と IgG4 関連硬化性胆管炎の病理
　　　　　　　　　　　　　　　　能登原憲司
好中球性上皮障害（GEL）を示す硬化性胆管炎の病理
　　　　　　　　　　　　　　　　全　陽ほか
原発性硬化性胆管炎の診断基準の提唱
　　　　　　　　　　　　　　　　中沢　貴宏ほか
硬化性胆管炎の鑑別診断における EUS の位置付け
　　　　　　　　　　　　　　　　南　智之ほか
原発性硬化性胆管炎に合併する胆管癌の診断
　　　　　　　　　　　　　　　　熊谷純一郎ほか
続発性硬化性胆管炎の診断
　　　　　　　　　　　　　　　　熊木　天児ほか
腸管病変を合併する原発性硬化性胆管炎に対する治療戦略
　　　　　　　　　　　　　　　　中本　伸宏ほか
原発性硬化性胆管炎の予後予測因子としての経過中血清 ALP 値
　　　　　　　　　　　　　　　　田中　篤
原発性硬化性胆管炎の予後因子の解析
　　　　　　　　　　　　　　　　渡邉　健雄ほか
原発性硬化性胆管炎の肝移植後再発と長期予後
　　　　　　　　　　　　　　　　上田　佳秀

●症例
膵腺扁平上皮癌の2手術例
　　　　　　　　　　　　　　　　唐澤　幸彦ほか

●症例
術前診断に難渋し10年の長期経過後に切除し得た
　胆管癌の1例
　　　　　　　　　　　　　　　　松本　浩次ほか

●症例
短期間に胆管狭窄が進展した IgG4 関連硬化性胆管炎の1例
　　　　　　　　　　　　　　　　蘆田　良ほか

Vol.38 No.5　2017年5月号

特集：胆膵腫瘍に対する術前治療と切除前後の効果判定法
　　　　　　　　　　　　　　　企画：遠藤　格
序文：胆膵疾患の術前治療と効果判定法の問題点
　　　　　　　　　　　　　　　　遠藤　格ほか
膵癌の術前治療の画像診断による効果判定
　　　　　　　　　　　　　　　　米田　憲秀ほか
胆道癌に対する術前治療後の病理組織学的効果判定法
　　　　　　　　　　　　　　　　内田　克典ほか
切除不能胆道癌の治療成績と conversion surgery
　　　　　　　　　　　　　　　　古瀬　純司
肝内胆管癌に対する術前治療と効果判定法
　　　　　　　　　　　　　　　　加藤　厚ほか
当初非切除とされた胆囊癌に対する conversion surgery
　　　　　　　　　　　　　　　　野路　武寛ほか
肝外胆管癌に対する術前治療と効果判定法
　　　　　　　　　　　　　　　　中川　圭ほか
膵癌に対する術前治療後の病理組織学的効果判定法
　　　　　　　　　　　　　　　　石田　和之ほか
切除不能膵癌の治療成績と外科へのコンサルトのタイミング
　　　　　　　　　　　　　　　　上野　秀樹ほか
切除企図膵癌に対する術前治療と効果判定・有効性評価
　　　　　　　　　　　　　　　　元井　冬彦ほか
切除可能境界膵癌に対する術前治療と効果判定法
　—画像診断と腫瘍マーカーを中心に—
　　　　　　　　　　　　　　　　岡田　健一ほか
局所進行膵癌に対する化学放射線治療の効果判定
　—組織学的効果判定と膵癌間質内 Tenascin-C 発現について—
　　　　　　　　　　　　　　　　早崎　碧泉ほか
局所進行切除不能膵癌に対する術前治療と効果判定法
　　　　　　　　　　　　　　　　森　隆太郎ほか
腹膜転移膵癌に対する新規治療法と conversion surgery の役割
　　　　　　　　　　　　　　　　里井　壮平ほか
膵神経内分泌腫瘍に対する術前治療後の
　病理組織学的効果判定について
　　　　　　　　　　　　　　　　大池　信之ほか
切除不能膵神経内分泌腫瘍の治療成績と切除のタイミング
　　　　　　　　　　　　　　　　五十嵐久人ほか
膵神経内分泌腫瘍に対する術前治療と効果判定法
　　　　　　　　　　　　　　　　工藤　篤ほか

●話題
膵の語源について（13）
　　　　　　　　　　　　　　　　土屋　涼一

Vol.38 No.4　2017年4月号

特集：先天性胆道拡張症の最前線

企画：神澤　輝実

- 序文：先天性胆道拡張症の概念の変遷　　　神澤　輝実
- 先天性胆道拡張症の発生論　　　細村　直弘ほか
- 先天性胆道拡張症の診断基準の制定をめぐって　　　濱田　吉則
- 先天性胆道拡張症の診療ガイドライン（簡易版）　　　石橋　広樹ほか
- 先天性胆道拡張症における用語と定義に関する問題　　　金子健一朗ほか
- 先天性胆道拡張症の画像診断　　　齋藤　武ほか
- 先天性胆道拡張症における胆道癌の発癌機序　　　森　大樹ほか
- 先天性胆道拡張症に胆道癌を合併した20歳以下症例の検討：日本膵・胆管合流異常研究会登録委員会報告　　　窪田　正幸ほか
- 先天性胆道拡張症に合併する膵・胆管の形成異常　　　漆原　直人ほか
- 先天性胆道拡張症に対する腹腔鏡手術（小児例）　　　村上　寛ほか
- 先天性胆道拡張症に対する腹腔鏡下手術（成人例）　　　森　泰寿ほか
- 術後発癌からみた先天性胆道拡張症に対する外科治療の課題　　　安藤　久實
- 先天性胆道拡張症における内視鏡的治療の役割　　　山本健治郎ほか
- 先天性胆道拡張症に対する分流手術後の遺残胆管癌　　　大橋　拓ほか
- 先天性胆道拡張症術後の肝内結石　　　大塚　英郎ほか
- 小児期発症の希少難治性肝胆膵疾患における先天性胆道拡張症の位置付け　　　佐々木英之ほか

●研究
- 市中病院における胆道感染症の現状：胆汁細菌検査の結果より　　　門倉　信ほか

Vol.38 No.3　2017年3月号

特集：超高齢者（80歳以上）の胆膵疾患診療を考える

企画：海野　倫明

- 序文：超高齢者時代の胆膵疾患診療を考える　　　海野　倫明
- 高齢者総合機能評価を用いた高齢者肝胆膵外科治療方針の提案　　　松島　英之ほか
- 消化器手術（胆膵）における術後せん妄の予測、対策、治療について　　　堀内　哲也ほか
- 超高齢者に対するERCP関連手技の留意点　　　枡　かおりほか
- 超高齢者の胆石性胆管炎（胆石性膵炎も含めて）の内視鏡治療　　　宅間　健介ほか
- 超高齢者の急性胆管炎に対する内視鏡治療　　　辻　修二郎ほか
- 超高齢者の総胆管結石における胆管ステント長期留置術　　　鈴木　安曇ほか
- 超高齢者総胆管結石症における内視鏡的乳頭切開術　　　本多　五奉ほか
- 超高齢者（80歳以上）に対する腹腔鏡下胆囊摘出術　　　村上　昌裕ほか
- 超高齢者に対する胆囊・総胆管結石症の治療方針　総胆管結石治療後の胆囊摘出術は必要か？　　　安井　隆晴ほか
- 高齢者膵癌に対する外科治療戦略　　　元井　冬彦ほか
- 超高齢者胆道癌の外科治療　　　落合登志哉
- 超高齢者に対する胆道癌肝切除の留意点　　　菅原　元ほか
- 超高齢者に対する膵頭十二指腸切除の留意点　　　杉本　元一ほか
- 超高齢者胆・膵癌に対する抗癌剤治療　　　庄　雅之ほか

●症例
- 特徴的な肝転移再発所見を呈した胆囊粘液癌の1例　　　寺田　卓郎ほか

Vol.38 No.2　2017年2月号

慢性膵炎内視鏡治療の現状と展望

企画：山口　武人

- 序文・慢性膵炎内視鏡治療の現況　　　乾　和郎
- 膵石症に対する内視鏡的膵管口切開，バスケット結石除去　　　伊藤　謙ほか
- 膵石に対する経口膵管鏡・レーザー砕石　　　三方林太郎ほか
- 膵石に対するESWLとの併用治療　　　山本　智支ほか
- 膵疾患に対する内視鏡的膵管バルーン拡張術（EPDBD）の有用性・安全性について―膵石症・仮性囊胞・非癒合症治療例を中心に―　　　辻　忠男ほか
- 膵管狭窄に対するステント治療―プラスチックステント―　　　川口　義明ほか
- 膵管狭窄に対するステント治療―金属ステント―　　　齋藤　倫寛ほか
- 膵管狭窄に対するEUS-PD rendezvous法を用いた膵管ステント留置術　　　向井俊太郎ほか
- 慢性膵炎に伴う仮性囊胞の治療―経乳頭，経消化管アプローチ―　　　平山　敦ほか
- 胆管狭窄に対するステント治療―チューブステント―　　　佐藤　達也ほか
- 胆管狭窄に対するステント治療―金属ステント―　　　笹平　直樹ほか
- 自己免疫性膵炎に合併する胆管狭窄の内視鏡治療の位置づけ　　　神澤　輝実ほか
- 外科医からみた内視鏡治療困難症例への対応―手術のタイミングと成績―　　　佐田　尚宏ほか
- 難治性慢性膵炎疼痛に対するEUS下腹腔神経叢ブロック/破壊術（EUS-CPB/CPN）　　　阿部　洋子ほか
- Pancreas Divisumに対する内視鏡治療　　　濱野　徹也ほか

Vol.38 No.1　2017年1月号

●特別企画
―平成29年― 胆・膵領域はこう展開する
胆と膵編集委員会編

特集：Mesopancreasを攻める

企画：杉山　政則

- 序文：Mesopancreasとは何か？　　　杉山　政則
- いわゆるmesopancreasの発生と臨床解剖　　　永井　秀雄
- 膵癌取扱い規約における膵外神経叢の解剖学的定義―「膵頭神経叢」と「mesopancreas」について―　　　村田　泰洋ほか
- 画像から見たmesopancreas　　　小坂　一斗ほか
- 膵頭部血管の解剖　　　堀口　明彦ほか
- 膵頭神経叢の解剖　　　永川　裕一ほか
- 膵頭部のリンパ組織解剖　　　牧野　勇ほか
- Artery firstアプローチにおけるTreitz靭帯の有用性　　　伴　大輔ほか
- 総論：Mesopancreasの切除　　　穴澤　貴行ほか
- 従来法によるmesopancreasの切除　　　羽鳥　隆ほか
- 第一空腸静脈を指標とする膵間膜切除術　　　大塚　隆生ほか
- 膵癌におけるmesenteric approachによるtotal mesopancreas excision　　　山田　豪ほか
- No-touch isolation techniqueによるtotal mesopancreas excision（no-touch TMPE）　　　廣田　昌彦ほか
- 腸回転解除法を用いた膵頭十二指腸切除術　　　杉山　政則ほか
- イメージガイド型ナビゲーションシステムを用いたinferior pancreaticoduodenal arteryの確認　　　岡本　友好ほか
- 内視鏡手術におけるmesopancreasの切除―腹腔鏡下に膵頭神経叢を適切に把握するための術野展開法について―　　　中村　慶春ほか

●連載
その「世界」の描き方＜第10回＞
消化器外科の本道を極める―今泉　俊秀先生　　　福嶋　敬宜

Vol.37 No.12　2016年12月号

特集：膵疾患の疼痛治療の up-to-date
―疼痛の発生メカニズムから疾患別治療まで―

企画：清水　京子

膵炎における疼痛の神経伝達路	池浦　司ほか
膵炎の疼痛発生メカニズムにおける生理活性物質の役割	徳山　尚吾
膵炎の疼痛における侵害受容体の関与と治療への展望	坪田　真帆ほか
生理活性物質が膵癌の痛みを制御する―作用メカニズムの最新トピックス―	上園　保仁
急性膵炎の疼痛に対する薬物療法	廣田　衛久ほか
慢性膵炎疼痛管理における栄養療法―高力価消化酵素薬も含めて―	片岡　慶正ほか
慢性膵炎の疼痛治療： Small intestinal bacterial overgrowth の診断と治療	阪上　順一ほか
慢性膵炎の疼痛治療：内視鏡治療・ESWL	宮川　宏之ほか
慢性膵炎の疼痛治療：経皮的神経ブロック	水野　樹ほか
慢性膵炎の疼痛治療：外科的治療	佐田　尚宏ほか
慢性膵炎の疼痛治療：膵全摘＋自家膵島移植	霜田　雅之
小児の慢性膵炎の診断および疼痛治療	齋藤　暢知ほか
膵癌の疼痛治療：薬物療法	中西　京子
膵臓癌・胆嚢癌におけるがん疼痛治療戦略	伊東　俊雅
膵癌の緩和的放射線治療	永倉　久泰
膵癌の疼痛治療：経皮的神経ブロック	服部　政治ほか
膵癌の疼痛治療：超音波内視鏡下腹腔神経叢ブロック術	関根　一智ほか
緩和ケア研修会のマネージメントの実際	高山　敬子

●症例
急性胆嚢炎で発症した胆嚢悪性リンパ腫の1例　　　　　後藤　崇ほか

Vol.37 No.11　2016年11月号

特集：IPMN の診断と治療はどう変わったか？

企画：山上　裕機

IPMN の病理診断の変遷と現在のコンセンサス	古川　徹
疫学：とくに IPMN 併存膵癌について	花田　敬士ほか
他臓器癌の合併について	多田　稔ほか
国際診療ガイドラインの概要と課題	田中　雅夫
AGA ガイドラインの解説とその問題点	高折　恭一
IPMN の型分類	真口　宏介ほか
診断：US，CT，MRI 診断の有用性と限界は？	石神　康生ほか
診断：IPMN 診療における EUS の位置付け ～有用性とこれからの課題～	竹中　完ほか
診断：ERCP，経口膵管鏡 (POPS) による診断	喜多絵美里ほか
非切除例のフォローアップをどのように行うか？	伊達健治朗ほか
外科治療：標準手術について―とくに腹腔鏡下手術の適応は？	千田　嘉毅ほか
外科治療：縮小手術は可能か？	浅野　賢道ほか
膵管内乳頭粘液性腫瘍：術後再発をどのように発見するか？	廣野　誠子ほか

●症例
膵退形成癌の3切除例　　　　　山城　直嗣ほか
画像所見と組織像との対比が可能であった細胆管細胞癌 (cholangiolocellular carcinoma：CoCC) の1例　　　　　齊藤　宏和ほか

Vol.37 臨時増刊特大号　2016年11月号増刊

特集　胆膵内視鏡自由自在〜基本手技を学び応用力をつける集中講座〜

巻頭言：胆膵内視鏡治療をいかに学ぶか，教えるか　　　　　伊佐山浩通

Ⅰ．内視鏡システムと内視鏡操作に関する基本知識

十二指腸鏡の基本構造と手技の関係	松本　和也ほか
超音波内視鏡 A to Z	塩見　英之ほか
ERCP におけるスコープの挿入方法と困難例への対処方法	田村　崇ほか
術後再建腸管に対するバルーン内視鏡挿入操作の基本と挿入のコツ	堤　康一郎ほか

Ⅱ．ERCP 関連手技編
◆胆管選択的カニュレーション
カニュレーション手技の種類と使い分け　　　　　安田　一朗ほか
VTR でみせるカニュレーションの基本とコツ (Contrast and Wire?guided) 【動画付】　　　　　杉山　晴俊
VTR でみせる術後再建腸管に対するダブルバルーン内視鏡を用いた胆管カニュレーションのコツ【動画付】　　　　　島谷　昌明ほか
膵管ガイドワイヤー・ステント留置下カニュレーションの実際と コツ　　　　　白田龍之介ほか
VTR でみせる私のカニュレーション戦略とテクニック【動画付】　　　　　今津　博雄
Precut の種類と使い分け　　　　　後藤　大輔ほか
VTR でみせる Precut の実技とコツ【動画付】　　　　　窪田　賢輔ほか
コラム①：膵癌早期診断プロジェクト　　　　　花田　敬士ほか

◆乳頭処置
EST の基本事項を押さえる　　　　　田中　聖人ほか
EST VTR でみせる私のこだわり (1)【動画付】　　　　　川嶋　啓揮ほか
EST VTR でみせる私のこだわり (2)【動画付】　　　　　潟沼　朗生ほか
VTR でみせる EST 困難例への対応【動画付】　　　　　良沢　昭銘ほか
EPBD 〜 VTR でみせる EPBD 後の結石除去手技のコツ〜【動画付】　　　　　辻野　武ほか
内視鏡的乳頭大径バルーン拡張術（EPLBD）の適応と偶発症予防　　　　　川畑　修平ほか

◆結石除去
結石除去・破砕用デバイスの種類と使い分け　　　　　伊藤由紀子ほか
総胆管結石除去のコツ【動画付】　　　　　嘉数　雅也ほか
結石破砕と破砕具使用のコツ，トラブルシューティング　　　　　土井　晋平ほか

◆胆道ドレナージ術
閉塞性黄疸の病態と病態に応じた治療戦略　　　　　中井　陽介ほか
ステントの種類と使い分け　　　　　権　勉成ほか
VTR でみせる Metallic stent の上手な入れ方【動画付】　　　　　向井　強ほか
Bridge to Surgery：遠位胆道閉塞　　　　　辻本　彰子ほか
非切除悪性遠位胆道閉塞に対するドレナージ戦略　　　　　小川　貴央ほか
Bridge to Surgery：悪性肝門部領域胆管閉塞　　　　　河上　洋ほか
非切除例悪性肝門部胆管閉塞に対するドレナージ戦略　　　　　内藤　格ほか
コラム②：ステント開発よもやま話　　　　　伊佐山浩通

◆トラブルシューティング
ERCP 後膵炎への対処と予防　　　　　川口　義明ほか
ステント迷入への対処　　　　　石垣　和祥ほか
EST 後出血への対処と予防　　　　　田中　聖人ほか
穿孔への対処と予防　　　　　沼尾　規且ほか

◆膵管 Intervention
膵石に対する内視鏡治療　　　　　山本　智支ほか
膵管ドレナージの適応と手技　　　　　笹平　直樹ほか
膵管狭窄困難例への対処　　　　　菅野　敦ほか

Ⅲ．EUS 関連手技編
膵領域におけるラジアル式およびコンベックス式 EUS の標準描出法　　　　　蘆田　玲子ほか
胆道系の観察　ラジアル型とコンベックス型の描出法と使い分け　　　　　林　毅
胆・膵領域における造影 EUS　　　　　糸永　昌弘ほか
EUS?FNA の基本的手技と検体処理　　　　　荒川　典之ほか
コラム③：EUS?FNA の本邦導入の経緯　　　　　山雄　健次

Ⅳ．Interventional EUS
VTR でみせる EUS?BD の基本手技とコツ【動画付】　　　　　小倉　健ほか
EUS?BD を安全に行うために　　　　　原　和生ほか
VTR でみせる胆道疾患に対する EUS?Rendezvous technique と Antegrade technique【動画付】　　　　　岩下　拓司ほか
VTR でみせる EUS?GBD の適応と手技のコツ【動画付】　　　　　松原　三郎ほか
VTR でみせる EUS?PD and Pancreatic Rendezvous Cannulation【動画付】　　　　　土屋　貴愛ほか
膵仮性？胞・WON の病態と治療戦略―診断，治療法選択，タイミング―　　　　　木田　光広ほか
Endoscopic necrosectomy の基本と手技の工夫　　　　　向井俊太郎ほか
コラム④：自由自在な胆膵内視鏡のために必要なことは？　　　　　糸井　隆夫

Vol.37 No.10　2016年10月号

特集：膵神経内分泌腫瘍の最新の話題

企画：伊藤　鉄英

日本における膵神経内分泌腫瘍の疫学と今後の展開
　　伊藤　鉄英ほか
WHO2010分類の妥当性と今後の病理診断の展望
　　笠島　敦子ほか
機能性膵神経内分泌腫瘍における機能的診断
　インスリノーマ
　　植田圭二郎ほか
　ガストリノーマ
　　河本　泉ほか
　機能性神経内分泌腫瘍の診断
　　（インスリノーマ，ガストリノーマ以外）
　　高野　幸路
コラム①：Noninsulinoma pancreatogenous hypoglycemia syndrome（nesidioblastosis in adults）の疾患概念
　　今村　正之ほか
膵神経内分泌腫瘍の画像診断：鑑別を要する疾患
　　岩屋　博道ほか
新たに日本で保険収載された ^{111}In オクトレオチドシンチの有用性
　—FDG-PET との比較について—
　　窪田　和雄
膵神経内分泌腫瘍と遺伝性疾患（MEN1，von Hippel-Lindau 病など）
　　五十嵐久人ほか
本邦の膵神経内分泌腫瘍におけるストレプトゾシン療法の現状と展望
　　池田　公史ほか
新規分子標的薬の登場による切除不能膵神経内分泌腫瘍の予後の変遷
　　李　倫學ほか
膵神経内分泌腫瘍における術式選択
　　宮坂　義浩ほか
Reduction surgery の臨床的意義と適応
　　青木　琢ほか
コラム②：第13回 ENETS（欧州神経内分泌腫瘍学会）からの話題提供
　　奥坂　拓志
コラム③：JNETS（日本神経内分泌腫瘍研究会）における悉皆登録制度とその現況
　　増井　俊彦ほか

Vol.37 No.9　2016年9月号

特集：膵癌分子診断研究の最前線：リキッドバイオプシーから次世代DNAシークエンシングまで

企画：高折　恭一

序文
　　高折　恭一
テロメアGテール長と体液中マイクロRNAを用いた膵癌の予防，バイオマーカー開発と治療戦略
　　田原　栄俊
網羅的癌関連遺伝子変異検査（OncoPrime™）による膵癌ゲノム異常解析と治療への応用
　　金井　雅史ほか
血漿中遊離アミノ酸濃度を用いた膵癌スクリーニング法の開発
　　福武　伸康ほか
膵癌におけるマイクロサテライト不安定性（MSI）解析
　　堀井　明
最新の変異解析技術を用いた膵臓癌の分子診断法
　　谷内田真一
体液中マイクロRNAを用いた膵癌診断の現状と展望
　　仲田　興平ほか
プロテオミクス解析を応用した膵癌分子診断研究の現状
　　高舘　達之ほか
IPMNから膵癌への分子バイオマーカー診断
　　古川　徹
膵癌組織に発現する腫瘍関連抗原の臨床応用：免疫療法への応用をめざして
　　今井　克憲ほか
膵癌患者における Circulating tumor cell の解析
　　本定　三季ほか
膵癌診断におけるリキッドバイオプシーの可能性
　　衣笠　秀明ほか

Vol.37 No.8　2016年8月号

特集：胆膵疾患内視鏡診療の New Horizon

企画：糸井　隆夫

序文
　　糸井　隆夫
共焦点レーザーを用いた胆膵内視鏡診断
　　大宮久美子ほか
超音波内視鏡を用いた肝疾患の診断・治療
　　中井　陽介ほか
新型デジタル胆道鏡 SpyGlass™DS を用いた胆膵診断と治療
　　田中　麗奈ほか
胆道疾患に対する ERCP ガイド下ラジオ波焼灼療法
　　伊藤　啓ほか
EUS ガイド下ラジオ波焼灼療法
　　藤澤真理子ほか
EUS ガイド下順行性胆管結石除去術
　　岩下　拓司ほか
Lumen-apposing metal stent（AXIOS™, Hot-AXIOS™）を用いた EUS-guided intervention therapy
　　殿塚　亮祐ほか
術後再建症例における新型 short type ダブルバルーン内視鏡を用いた ERCP
　　島谷　昌明ほか
新型ショートシングルバルーン小腸内視鏡を用いた ERCP
　　矢根　圭ほか

●研究
連続411例に行った単孔式腹腔鏡下胆嚢摘出術（USIDT，臍部2トロカー法）における手術成績の検討
　　渡邊　五朗ほか

●症例
膵リンパ上皮嚢胞の一例
　　佐久間　淳ほか

Vol.37 No.7　2016年7月号

●連載
ちょっと気になる胆・膵画像—ティーチングファイルから—
＜第34回＞多血性膵腫瘍と鑑別を要した横行膵動脈瘤の1例
　　相馬　崇宏ほか

特集：膵癌血管浸潤例の外科切除適応と治療ストラテジー：Up to date 2016

企画：宮崎　勝

腫瘍内科医からみた局所進行膵癌の外科切除適応
　　古瀬　純司
NCCN（Version 1. 2016）と本邦ガイドライン（2013年版）からみた血管浸潤の診断と切除適応
　　山口　幸二
術前画像診断からわかる膵癌血管浸潤の診断能と限界
　　今関　洋ほか
NAC/NACRT 治療後の画像診断：膵癌血管浸潤の診断能と限界
　　増井　俊彦ほか
門脈完全閉塞例（上腸間膜静脈浸潤例も含めて）に対する外科切除の適応
　　川井　学ほか
腹腔動脈浸潤を示す膵体尾部癌の外科切除術式
　　中村　透ほか
肝動脈浸潤を示す膵頭部癌の外科切除術式
　　天野　良亮ほか
門脈・動脈同時浸潤を占める外科切除術式
　　杉浦　禎一ほか
上腸間膜動脈浸潤例の外科切除適応およびその術式
　　田島　秀浩ほか
門脈浸潤例に対する術前 Neoadjuvant 療法を用いた外科切除戦略とその意義
　　村田　泰洋ほか
動脈浸潤を伴う膵癌に対する集学的治療法の意義
　　吉富　秀幸ほか
門脈浸潤例に対する門脈合併切除例の生存成績・吻合部開存成績
　　藤井　努ほか
膵癌に対する腹腔動脈合併膵体尾部切除成績
　　元井　冬彦ほか
上腸間膜動脈浸潤例に対する上腸間膜動脈合併切除の治療成績
　　松山　隆生ほか
門脈・動脈同時浸潤例に対する同時合併切除成績
　　和田　慶太ほか
切除不能局所進行膵癌の切除への conversion をめざした化学療法
　　中井　陽介ほか

●症例
重複胆管を伴った主膵管型 Intraductal Papillary Mucinous Neoplasm に対し膵頭十二指腸切除術を施行した1例
　　栃本　昌孝ほか

Vol.37 No.6　2016年6月号

特集：膵・胆道癌の治療戦略：こんなときどうするか？
　　　　―ガイドラインにないエキスパートオピニオン―

企画：古瀬　純司

序文：膵・胆道癌治療とエキスパートオピニオン	古瀬　純司
十二指腸狭窄を伴う局所進行膵癌に対する治療選択	川井　学ほか
Borderline resectable 膵癌に対する術前治療	森　隆太郎ほか
肝内胆管癌で腹腔内リンパ節はどこまで切除するか？	益田　邦洋ほか
十二指腸狭窄に伴う閉塞性黄疸に対する適切な減黄処置 　―悪性胆管・十二指腸狭窄に対する内視鏡的ダブルステンティング―	殿塚　亮祐ほか
FOLFIRINOX 療法の使い方：original か modified か？	上野　秀樹ほか
FOLFIRINOX 療法耐性後の治療選択	池田　公史ほか
ゲムシタビン＋ナブパクリタキセル療法耐性後の治療選択	須藤研太郎ほか
ゲムシタビン＋エルロチニブ併用療法をどう使うか？	尾阪　将人
ゲムシタビン＋S-1 併用療法をどう使うか？	石井　浩
FOLFIRINOX・ナブパクリタキセルによる末梢神経障害への対応	成毛　大輔ほか
FOLFIRINOX 療法における G-CSF の使い方（持続型 G-CSF を含めて）	清水　怜
高度黄疸・肝機能障害を伴う胆道癌の化学療法―減黄はどこまで行うか？―	上野　誠ほか
切除不能胆道癌に対するゲムシタビン＋シスプラチン併用療法 　―いつまで行うか？耐性後の治療選択は？―	高原　楠昊ほか
膵神経内分泌腫瘍の治療戦略における EUS-FNA の有用性とその限界	渋谷　仁ほか
肝転移のある膵神経内分泌腫瘍に対する集学的治療 　―切除・TAE/TACE・薬物療法の使い分け―	伊藤　鉄英ほか

●研究
新規マイクロ波手術支援機器と市販エネルギー機器との
動物実験による機能比較
　　　　　　　　　　　　　　　　　　谷　徹ほか

●症例
敗血症と DIC を合併した感染性膵壊死に対して後腹膜鏡補助下の
ネクロセクトミーが有用であった 1 例
　　　　　　　　　　　　　　　　谷口健次郎ほか

Vol.37 No.5　2016年5月号

●連載
ちょっと気になる胆・膵画像―ティーチングファイルから―
＜第33回＞胆嚢原発の混合型腺神経内分泌癌（MANEC）の 1 例
　　　　　　　　　　　　　　　　三上和歌子ほか

特集：胆膵疾患における血管系 IVR

企画：天野　穂高

総論：胆膵疾患における血管系 IVR	鈴木耕次郎ほか
膵切除時の血流改変―手技を中心に	阿保　大介ほか
化学放射線治療後の血流改変を伴う膵切除	天野　良亮ほか
術前肝動脈コイル塞栓による血流改変後膵切除	吉留　博之ほか
門脈塞栓術―手技を中心に	小林　聡ほか
門脈塞栓術―適応と成績―	夏目　誠治ほか
術後動脈出血―TAE による止血	外山　博近ほか
膵頭十二指腸切除術後の仮性動脈瘤出血に対する 　Stent-assisted coiling	仲野　哲矢ほか
膵切除術後仮性動脈瘤出血 　―covered stent による止血術―	渡邉　学ほか
術後の門脈狭窄に対するステント留置	平井　一郎ほか
悪性門脈狭窄に対するステント留置	塚本　忠司ほか

●症例
胆管分枝 B5b が胆嚢管へ合流するまれな合流形態の
胆石症に対する腹腔鏡下胆嚢摘出術
　　　　　　　　　　　　　　　　　平松　聖史ほか

Vol.37 No.4　2016年4月号

特集：早期慢性膵炎をめぐって

企画：乾　和郎

―総論―早期慢性膵炎の概念導入の経緯と今後の展望	下瀬川　徹
早期慢性膵炎の診断基準と臨床的意義	竹中　完ほか
早期慢性膵炎の実態―全国調査から―	正宗　淳ほか
早期慢性膵炎の前向き予後調査	肱岡　真之ほか
早期慢性膵炎の臨床像について 　―EUS 所見との関連性も含めて―	山部　茜子ほか
EUS-elastography を用いた早期慢性膵炎の診断	桑原　崇通
急性膵炎治療後の EUS 所見からみた早期慢性膵炎の診断	景岡　正信ほか
膵管内乳頭粘液性腫瘍（IPMN）と慢性膵炎の関連性 　―IPMN における早期慢性膵炎の EUS 所見も含めて―	藤田　基和ほか
早期慢性膵炎の EUS 所見を有する無症状・ 　膵酵素値正常例の位置付け	石井　康隆ほか
治療介入による早期慢性膵炎の EUS 所見と臨床像の変化	山本　智支ほか
早期慢性膵炎における膵酵素補助療法の治療効果	稲富　理ほか
非アルコール性早期慢性膵炎における臨床像 　―画像所見と治療経過を中心に―	大坪公士郎ほか
早期慢性膵炎の長期経過観察からみた 　膵癌発生の可能性について	岡崎　彰仁ほか

●症例
腹腔動脈起始部狭窄および腹腔動脈瘤を伴った下部胆管癌に対し
膵頭十二指腸切除術を施行した 1 症例
　　　　　　　　　　　　　　　　　竜口　崇明ほか

Vol.37 No.3　2016年3月号

●連載
ちょっと気になる胆・膵画像―ティーチングファイルから―
＜第32回＞膵神経内分泌腫瘍，多発肝転移術後再発に対し
ソマトスタチン受容体シンチグラフィーが施行された 1 例
　　　　　　　　　　　　　　　　丹内　啓允ほか

特集：イラストでみる最新の胆・膵消化管吻合

企画：遠藤　格

肝内胆管空腸吻合―肝門部領域胆管癌―	駒屋　憲一ほか
肝管空腸吻合―先天性胆道拡張症，戸谷分類Ⅳ－A 型―	矢田　圭吾ほか
胆管胆管吻合法―生体肝移植術における胆道再建―	小寺　由人ほか
胆管空腸吻合―胆管損傷 Bismuth 分類Ⅲ～Ⅳ型―	松山　隆生ほか
膵空腸吻合―柿田法―	柿田　徹也ほか
膵空腸吻合―2 列吻合法―	賀川　真吾ほか
膵空腸吻合―Blumgart 変法（Nagoya method）―	藤井　努ほか
膵空腸吻合―二期再建―	大道　清彦ほか
膵胃吻合―膵管胃粘膜吻合―	近藤　成ほか
膵胃吻合―膵貫通外列 1 列吻合＆膵管胃粘膜吻合―	新地　洋之ほか
膵体尾部切除術における膵断端処理 　―膵尾側断端膵管胃粘膜吻合法の実際と治療成績―	里井　壯平ほか
膵体尾部切除における膵断端空腸吻合	川井　学ほか
慢性膵炎の膵空腸吻合	尭天　一亨ほか
鏡視下膵消化管吻合―腹腔鏡下 DuVal 変法膵空腸吻合術―	大塚　隆生ほか
腹腔鏡下膵切除術における胆道消化管吻合，膵消化管吻合	中村　慶春ほか
ロボット支援膵切除術における胆管空腸吻合，膵管空腸吻合	堀口　明彦ほか

●連載
その「世界」の描き方＜第 9 回＞
　NET との"緩みのない"闘い方―今村　正之先生
　　　　　　　　　　　　　　　　　福嶋　敬宜

●技術の工夫
吸収性縫合補強材としてのポリグリコール酸シートを
使用した自動縫合器による尾側膵切除法における
術後膵液瘻予防の工夫
　　　　　　　　　　　　　　　　　林部　章ほか

Vol.37 No.2

特集：膵外分泌機能不全と膵酵素補充療法の進歩

企画：神澤　輝実

膵外分泌機能不全の診断法の進歩と膵酵素補充療法の問題点
　　　　　　　　　　　　　　　　　　　　中村　光男ほか
本邦と欧米での膵外分泌機能不全の考え方の違い
　　　　　　　　　　　　　　　　　　　　阪上　順一ほか
膵外分泌機能不全の臨床所見と血液生化学検査所見
　　　　　　　　　　　　　　　　　　　　丹藤　雄介ほか
安定同位体を用いる膵外分泌機能不全の診断：
　^{13}C-Trioctanoin 呼気試験からみた
　膵頭切除術後の膵外分泌機能の検討
　　　　　　　　　　　　　　　　　　　　堀口　明彦ほか
安定同位体を用いる膵外分泌機能不全の診断：
　^{13}C-labeled mixed triglyceride 呼気試験を用いた
　膵頭十二指腸切除術後の膵外分泌機能評価
　　　　　　　　　　　　　　　　　　　　廣野　誠子ほか
^{13}C-dipeptide 呼気試験と BT-PABA 試験との比較
　　　　　　　　　　　　　　　　　　　　松本　敦史ほか
膵外分泌機能不全に対する食事療法，
　膵酵素補充療法とインスリンの使い方
　　　　　　　　　　　　　　　　　　　　清水　京子
本邦と欧米での消化酵素消化力測定法の違いと
　消化酵素製剤の違い
　　　　　　　　　　　　　　　　　　　　洪　　繁ほか
Conventional enzyme と高力価膵酵素薬
　　　　　　　　　　　　　　　　　　　　伊藤　鉄英ほか
膵頭十二指腸切除（PD）後の脂肪肝発生の危険因子と
　膵酵素補充療法の有用性
　　　　　　　　　　　　　　　　　　　　飯澤　祐介ほか
慢性膵炎の Frey 術後の栄養状態の変化
　　　　　　　　　　　　　　　　　　　　江川　新一ほか
膵全摘術後の栄養管理
　　　　　　　　　　　　　　　　　　　　竹山　宜典
小児における膵外分泌機能不全の診断と治療
　―嚢胞性線維症を中心に―
　　　　　　　　　　　　　　　　　　　　石黒　洋ほか

Vol.37 No.1　2016年1月号

●連載
ちょっと気になる胆・膵画像―ティーチングファイルから―
＜第31回＞SACIテストが有用であった膵インスリノーマの1例
　　　　　　　　　　　　　　　　　　　　小林　正周ほか
●特別企画
―平成28年― 胆・膵領域はこう展開する
　　　　　　　　　　　　　胆と膵編集委員会編

特集：新たに定義された"肝門部領域胆管癌"の診断と治療

企画：海野　倫明

肝門部"領域"胆管癌について
　　　　　　　　　　　　　　　　　　　　梛野　正人ほか
肝門部胆管癌と肝内大型胆管癌（肝門型肝内胆管癌）
　　　　　　　　　　　　　　　　　　　　中沼　安二ほか
治療方針決定のための CT および MRI
　　　　　　　　　　　　　　　　　　　　片寄　友ほか
治療方針決定のための診断法
　―EUS・IDUS を用いた肝門部領域胆管癌の診断―
　　　　　　　　　　　　　　　　　　　　菅野　敦ほか
　―POCS による診断―
　　　　　　　　　　　　　　　　　　　　河上　洋ほか
　―生検，細胞診による診断―
　　　　　　　　　　　　　　　　　　　　吉田　司ほか
術前胆道ドレナージ
　―内視鏡的胆道ドレナージ―
　　　　　　　　　　　　　　　　　　　　真口　宏介ほか
　―経皮経肝胆道ドレナージ―
　　　　　　　　　　　　　　　　　　　　藤井　義郎ほか
外科治療と内科治療
　―右葉尾状葉切除・左葉尾状葉切除―
　　　　　　　　　　　　　　　　　　　　田本　英司ほか
　―左三区域切除・右三区域切除―
　　　　　　　　　　　　　　　　　　　　杉浦　禎一ほか
　―肝動脈・門脈合併切除再建を伴う肝切除―
　　　　　　　　　　　　　　　　　　　　江畑　智希ほか
　―肝門部領域胆管癌．リンパ節郭清―
　　　　　　　　　　　　　　　　　　　　廣川　文鋭ほか
　―術前術後補助療法―
　　　　　　　　　　　　　　　　　　　　中川　圭ほか
　―非切除例に対するメタリックステント―
　　　　　　　　　　　　　　　　　　　　外川　修ほか
　―非切除例に対する癌化学療法―
　　　　　　　　　　　　　　　　　　　　井岡　達也ほか
　―非切除例に対する放射線治療―
　　　　　　　　　　　　　　　　　　　　山崎　秀哉
●症例
膵管癒合不全に合併した膵管内乳頭粘液性腫瘍に対し
　腹腔鏡下膵体尾部切除術を施行した一例
　　　　　　　　　　　　　　　　　　　　石井賢二郎ほか

Vol.36 No.12　2015年12月号

特集：病理像から読みとる膵・胆道画像診断のコツ

企画：山口　武人

◆病理像を画像診断に反映させるために
画像診断との対比のための病理標本の取り扱い
　―とくに切り出しについて―
　　　　　　　　　　　　　　　　　　　　大池　信之ほか
病理像のバリエーションはどのように
　画像に反映するか
　　　　　　　　　　　　　　　　　　　　三登久美子ほか
画像診断医から病理医への要望
　　　　　　　　　　　　　　　　　　　　野田　裕ほか
◆病理像をイメージした膵・胆道画像診断の実際
　―病理像と画像診断との対比―
多血性膵腫瘍の画像診断
　　　　　　　　　　　　　　　　　　　　須藤研太郎ほか
膵乏血性腫瘍の画像診断
　　　　　　　　　　　　　　　　　　　　本定　三季ほか
膵上皮内癌は画像診断で捉えられるか？
　　　　　　　　　　　　　　　　　　　　山雄健太郎ほか
嚢胞壁，嚢胞液性状からみた膵嚢胞性疾患の
　画像診断
　　　　　　　　　　　　　　　　　　　　片桐　真理ほか
腫瘍内部に嚢胞を形成する充実性膵腫瘍の
　画像診断
　　　　　　　　　　　　　　　　　　　　松原　三郎ほか
腫瘤形成性膵炎の画像診断
　　　　　　　　　　　　　　　　　　　　中島　陽平ほか
胆管狭窄の鑑別診断
　　　　　　　　　　　　　　　　　　　　金　　俊文ほか
胆管癌の進展度診断
　　　　　　　　　　　　　　　　　　　　加藤　厚ほか
胆管由来の肝腫瘍を診断する
　　　　　　　　　　　　　　　　　　　　松原　崇史ほか
胆嚢隆起性病変の画像診断と病理像
　　　　　　　　　　　　　　　　　　　　三好　広尚ほか
乳頭部腫瘍性病変の鑑別診断
　　　　　　　　　　　　　　　　　　　　森　隆太郎ほか

Vol.36 No.11　2015年11月号

●連載
ちょっと気になる胆・膵画像―ティーチングファイルから―
＜第30回＞糖尿病による gallbladder hypomotility が原因と
考えられた巨大胆嚢の1例
　　　　　　　　　　　　　　　　　　　　服部　真也ほか

特集：副乳頭と副膵管の知られざる魅力

企画：杉山　政則

副膵管・副乳頭の発生と解剖
　　　　　　　　　　　　　　　　　　　　栗原　克己ほか
膵管癒合不全と輪状膵
　　　　　　　　　　　　　　　　　　　　西野　隆義ほか
副乳頭機能
　　　　　　　　　　　　　　　　　　　　神澤　輝実ほか
副乳頭・副膵管領域発生腫瘍の病理像
　　　　　　　　　　　　　　　　　　　　野呂瀬朋子ほか
Groove pancreatitis
　　　　　　　　　　　　　　　　　　　　三方林太郎ほか
副膵管領域癌（Groove 膵癌）の臨床的，画像的，
　病理学的特徴
　　　　　　　　　　　　　　　　　　　　蒲田　敏文ほか
副膵管開存膵頭部癌
　　　　　　　　　　　　　　　　　　　　杉山　政則ほか
副膵管領域 IPMN に対する膵頭切除術
　　　　　　　　　　　　　　　　　　　　中郡　聡夫ほか
副乳頭腫瘍の臨床
　　　　　　　　　　　　　　　　　　　　長谷部　修ほか
副乳頭カニュレーションおよび造影
　　　　　　　　　　　　　　　　　　　　宅間　健介ほか
内視鏡的副乳頭切開・切除
　　　　　　　　　　　　　　　　　　　　土屋　貴愛ほか
副乳頭からの内視鏡治療
　　　　　　　　　　　　　　　　　　　　山本　智支ほか

Vol.36 臨時増刊特大号　2015年10月号増刊

特集：ERCP マスターへのロードマップ

序文：ERCP マスター，マイスター，マエストロ
　　　　　　　　　　　　　　　　　　　糸井　隆夫

◆処置具の最新情報
診療報酬からみた胆膵内視鏡手技と
　ERCP 関連手技処置具の up-to-date
　　　　　　　　　　　　　　　　祖父尼　淳ほか

◆基本編
主乳頭に対するカニュレーションの基本—スタンダード法，
　Wire-guided Cannulation 法，膵管ガイドワイヤー法—
　　　　　　　　　　　　　　　　入澤　篤志ほか
副乳頭へのカニュレーション Cannulation of the Minor Papilla
　　　　　　　　　　　　　　　　越田　真介ほか
内視鏡的乳頭括約筋開下切石術
(Endoscopic Sphincterotomized Lithotomy：EST-L)
　　　　　　　　　　　　　　　　宮田　正年ほか
EPBD（＋EST）＋胆管結石除去
　　　　　　　　　　　　　　　　今津　博雄ほか
EPLBD（＋EST）＋胆管結石除去
　　　　　　　　　　　　　　　　糸川　文英ほか
経乳頭的胆管・膵管生検　細胞診
　　　　　　　　　　　　　　　　菅野　敦ほか
膵石除去・膵管ドレナージ
　　　　　　　　　　　　　　　　三好　広尚ほか
胆管ドレナージ（良悪性）（ENBD，PS）
　　　　　　　　　　　　　　　　岩野　博俊ほか
胆管ドレナージ（MS）
　　　　　　　　　　　　　　　　北野　雅之ほか
急性胆嚢炎に対する経乳頭的胆嚢ドレナージ
　　　　　　　　　　　　　　　　伊島　正志ほか

◆応用編
スコープ挿入困難例に対する対処法
　　　　　　　　　　　　　　　　潟沼　朗生ほか
プレカット
　　　　　　　　　　　　　　　　糸井　隆夫ほか
電子スコープを用いた経口胆道鏡検査
　　　　　　　　　　　　　　　　石井　康隆ほか
POCS（SpyGlass）（診断・治療）
　　　　　　　　　　　　　　　　土井　晋平ほか
経口膵管鏡（電子スコープ，SpyGlass）
　　　　　　　　　　　　　　　　喜多絵美里ほか
内視鏡的乳頭切除術
　　　　　　　　　　　　　　　　辻　修二郎ほか
十二指腸ステンティング（ダブルステンティングも含めて）
　　　　　　　　　　　　　　　　大牟田繁文ほか
Roux-en-Y 再建術を中心とした，術後腸管再建症例に対する
　シングルバルーン内視鏡を用いた ERCP
　　　　　　　　　　　　　　　　殿塚　亮祐ほか
術後腸管の胆膵疾患に対するダブルバルーン内視鏡治療
　　　　　　　　　　　　　　　　畑中　恒ほか

◆トラブルシューティング編
スコープ操作に伴う消化管穿孔
　　　　　　　　　　　　　　　　中路　聡ほか
デバイス操作に伴う後腹膜穿孔—下部胆管の局所解剖も含めて—
　　　　　　　　　　　　　　　　片倉　芳樹ほか
EST 後合併症（出血，穿孔）
　　　　　　　　　　　　　　　　田中　麗奈ほか
胆管，膵管閉塞困難例（SSR，Rendez-vous 法）
　　　　　　　　　　　　　　　　窪田　賢輔ほか
胆管内迷入ステントの回収法
　　　　　　　　　　　　　　　　岡部　義信ほか
胆管メタルステント閉塞（トリミング，抜去）
　—十二指腸ステントとあわせて—
　　　　　　　　　　　　　　　　濱田　毅ほか
膵管プラスチックステント迷入に対する内視鏡的回収法
　　　　　　　　　　　　　　　　松本　和幸ほか
胆管結石嵌頓
　　　　　　　　　　　　　　　　露口　利夫ほか
膵管結石嵌頓—膵管結石除去時のバスケット嵌頓に対する
　トラブルシューティング—
　　　　　　　　　　　　　　　　三村　享彦ほか

●座談会
ERCP マスターへのロードマップをこれまでどう描いてきたか，
　これからどう描いていくのか？
　　糸井　隆夫（司会），入澤　篤志，潟沼　朗生，
　　石田　祐介，岩崎　栄典

Vol.36 No.10　2015年10月号

特集：膵癌の浸潤・転移に関する基礎研究の最前線
　　　—臨床応用に向けて—
　　　　　　　　　　　　　　　　企画：清水　京子

膵癌の浸潤・転移研究の up-to-date
　　　　　　　　　　　　　　　　佐藤　賢一
膵癌における miRNA 発現と上皮間葉転換
　　　　　　　　　　　　　　　　仲田　興平ほか
癌幹細胞と上皮間葉転換
　　　　　　　　　　　　　　　　石渡　俊行
オートファジーと膵癌
　　　　　　　　　　　　　　　　今中　応亘ほか
ミエロイド細胞による膵発癌活性メカニズム
　　　　　　　　　　　　　　　　地主　将久
膵癌組織における免疫学的微小環境と予後との関係
　　　　　　　　　　　　　　　　平岡　伸介
膵癌の発癌，進展におけるインターフェロンシグナル経路の役割
　　　　　　　　　　　　　　　　眞嶋　浩聡
膵癌における骨髄由来単核球の役割
　　　　　　　　　　　　　　　　桝屋　正浩
膵癌細胞における mRNA 輸送システム
　　　　　　　　　　　　　　　　谷内　恵介
低酸素環境と膵癌—形態形成シグナル経路の関与—
　　　　　　　　　　　　　　　　大西　秀哉ほか
ビタミン D と膵癌
　　　　　　　　　　　　　　　　正宗　淳ほか
膵癌の浸潤・転移における癌微小環境の新たな役割
　　　　　　　　　　　　　　　　大内田研宙ほか
ドラッグデリバリーシステムを用いた膵癌治療
　　　　　　　　　　　　　　　　西山　伸宏ほか

●話題
膵の語源について（12）
　　　　　　　　　　　　　　　　土屋　涼一

Vol.36 No.9　2015年9月号

●連載
ちょっと気になる胆・膵画像—ティーチングファイルから—
＜第29回＞ガリウムシンチグラフィと SPECT/CT が
　多臓器病変の検出に有用だった IgG4 関連自己免疫性膵炎の1例
　　　　　　　　　　　　　　　　松坂　陽至ほか

特集：膵癌診療ガイドライン
　　　—グローバル・スタンダードへの潮流—
　　　　　　　　　　　　　　　　企画：髙折　恭一

序文
　　　　　　　　　　　　　　　　髙折　恭一
科学的根拠に基づく膵癌診療ガイドライン
　—国際化の観点からみた次回改訂の展望—
　　　　　　　　　　　　　　　　山口　幸二ほか
膵癌のバイオマーカー
　　　　　　　　　　　　　　　　濱田　晋ほか
膵癌におけるワークアップ
　　　　　　　　　　　　　　　　赤尾　潤一ほか
膵癌の外科治療：術式選択と周術期管理のエビデンス
　　　　　　　　　　　　　　　　川井　学ほか
Borderline resectable 膵癌：定義と治療戦略
　　　　　　　　　　　　　　　　尭天　一亨ほか
膵癌に対する腹腔動脈合併切除（DP-CAR）の意義：
　ガイドラインを超える治療は意義があるか？
　　　　　　　　　　　　　　　　野路　武寛ほか
膵癌に対する門脈合併切除
　　　　　　　　　　　　　　　　山田　豪ほか
膵癌に対する腹腔鏡下膵切除術
　　　　　　　　　　　　　　　　中島　洋ほか
膵癌の術前術後補助療法
　　　　　　　　　　　　　　　　元井　冬彦ほか
切除不能膵癌に対する化学療法
　　　　　　　　　　　　　　　　古瀬　純司ほか
膵癌に対する化学放射線療法
　　　　　　　　　　　　　　　　中村　晶
膵癌における胆道ドレナージ
　　　　　　　　　　　　　　　　池内　信人ほか
膵癌における十二指腸狭窄に対する治療
　　　　　　　　　　　　　　　　高原　楠昊ほか

●症例
著明な高トリグリセライド血症による重症急性膵炎を
　繰り返し発症した1例
　　　　　　　　　　　　　　　　吉岡　直輝ほか

Vol.36 No.8　2015年8月号

特集：EUS下胆道ドレナージ
〜EUS-BDの安全な導入へ向けて〜
　　　　　　　　　　　　　　　　　企画：伊佐山浩通

序文：EUS-BDの現状と展望〜4学会合同の提言を踏まえて〜
　　　　　　　　　　　　　　　　　伊佐山浩通

EUS-BD開発の歴史と種類
　　　　　　　　　　　　　　　　　藤田　直孝

EUS下胆管十二指腸吻合（EUS-CDS：EUS-guided choledochoduodenostomy）の適応と手技の実際
　　　　　　　　　　　　　　　　　原　和生ほか

EUS-CDSの偶発症〜対処・予防方法〜
　　　　　　　　　　　　　　　　　菅野　良秀

EUS-HGSの適応と手技の実際
　　　　　　　　　　　　　　　　　土屋　貴愛ほか

Endoscopic ultrasound-guided hepaticogastrostomy (EUS-HGS)の偶発症と対処・予防方法
　　　　　　　　　　　　　　　　　河上　洋ほか

EUS-BDにおける使用デバイスの選択
　〜超音波内視鏡，穿刺針，ガイドワイヤー，ダイレーター〜
　　　　　　　　　　　　　　　　　加藤　博也ほか

非切除悪性胆道閉塞に対するEUS-BDにおけるステント選択
　　　　　　　　　　　　　　　　　中井　陽介ほか

EUS-BDの教育方法
　　　　　　　　　　　　　　　　　良沢　昭銘ほか

EUS-BD 〜antegrade techniqueの適応と手技の実際〜
　　　　　　　　　　　　　　　　　岩下　拓司ほか

EUS-guided rendezvous techniqueの適応と手技の実際
　　　　　　　　　　　　　　　　　川久保和道ほか

金属ステント留置後急性胆嚢炎に対する
　EUS下ガイド下胆嚢ドレナージ術の有用性
　　　　　　　　　　　　　　　　　今井　元ほか

EUS-guided gallbladder drainageの適応と手技の実際
　〜胆嚢結石症による急性胆嚢炎〜
　　　　　　　　　　　　　　　　　松原　三郎ほか

●症例
磁石圧迫吻合術によって開通した肝管空腸吻合部閉塞の1例
　　　　　　　　　　　　　　　　　近藤　崇之ほか

Vol.36 No.7　2015年7月号

●連載
ちょっと気になる胆・膵画像—ティーチングファイルから—
＜第28回＞腎細胞癌の膵転移に対し膵全摘を行った1例
　　　　　　　　　　　　　　　　　野田　佳史ほか

特集：膵における超音波検査を今見直す
　　　　　　　　　　　　　　　　　企画：渡邊　五朗

ルーチン検査に応用する膵臓の超音波走査法
　　　　　　　　　　　　　　　　　鶴岡　尚志ほか

体外式膵超音波走査法の工夫（膵精密エコー法）
　　　　　　　　　　　　　　　　　蘆田　玲子ほか

膵EUS走査法のコツと描出限界について
　　　　　　　　　　　　　　　　　花田　敬士ほか

超音波による膵癌検診—腹部超音波検診判定マニュアル—
　　　　　　　　　　　　　　　　　岡庭　信司ほか

人間ドック超音波検査でみられる膵病変とそのフォローアップ
　—当院での現状—
　　　　　　　　　　　　　　　　　小山里香子ほか

膵嚢胞に対する超音波検査の意義と経過観察基準
　　　　　　　　　　　　　　　　　大野栄三郎ほか

EUSによるIPMN手術適応基準と経過観察フローの実際
　　　　　　　　　　　　　　　　　松原　三郎ほか

「膵癌超音波診断基準」の役割と今後の展望
　　　　　　　　　　　　　　　　　河合　学ほか

急性膵炎における超音波検査の意義と限界
　　　　　　　　　　　　　　　　　阪上　順一ほか

慢性膵炎診療における体外式超音波検査の意義
　　　　　　　　　　　　　　　　　星　恒輝ほか

自己免疫性膵炎と膵癌の超音波鑑別診断の実際
　　　　　　　　　　　　　　　　　関口　隆三

膵腫瘍性病変における造影US（体外式）による鑑別診断
　　　　　　　　　　　　　　　　　大本　俊介ほか

膵腫瘍性病変における造影EUSによる鑑別診断
　　　　　　　　　　　　　　　　　菅野　敦ほか

膵病変に対するEUS-elastographyの実際と展望
　　　　　　　　　　　　　　　　　殿塚　亮祐ほか

体外式US下膵生検の現状
　　　　　　　　　　　　　　　　　山口　武人ほか

膵癌に対するEUS-FNA：成績（診断能・適応）と精度確保のための条件
　　　　　　　　　　　　　　　　　稗田　信弘ほか

Vol.36 No.6　2015年6月号

特集：膵内分泌腫瘍の診断・治療の新展開
　　　　　　　　　　　　　　　　　企画：伊藤　鉄英

巻頭言：日本における膵内分泌腫瘍の新たな展開
　　　　　　　　　　　　　　　　　伊藤　鉄英

Akt抑制遺伝子である*PHLDA3*は膵神経内分泌腫瘍の新規癌抑制遺伝子である
　　　　　　　　　　　　　　　　　陳　妤ほか

膵内分泌腫瘍における遺伝子変異とゲノム研究の成果
　　　　　　　　　　　　　　　　　谷内田真一

膵内分泌腫瘍におけるEUS-FNAの役割と遺伝子変異診断
　　　　　　　　　　　　　　　　　吉田　司ほか

細胞増殖能の高いNET—G3—高分化型神経内分泌腫瘍（いわゆるNET G3）と低分化型神経内分泌癌（PDNEC）—
　　　　　　　　　　　　　　　　　笠島　敦子ほか

膵内分泌腫瘍における血中クロモグラニンAの有用性とピットフォール
　　　　　　　　　　　　　　　　　脇岡　真之ほか

膵内分泌腫瘍における標識オクトレオチドを用いた核医学診断
　　　　　　　　　　　　　　　　　窪田　和雄

切除不能膵内分泌腫瘍（NET G1/G2）および膵内分泌癌（NEC）治療の今後の展望〜国内外で進行中の治験の動向を含めて〜
　　　　　　　　　　　　　　　　　森実　千種

切除不能膵内分泌腫瘍に対する
　ペプチド受容体放射核種療法（PRRT）
　　　　　　　　　　　　　　　　　小林　規俊ほか

膵内分泌腫瘍に対するリンパ節郭清の意義
　　　　　　　　　　　　　　　　　木村　英世ほか

膵内分泌腫瘍における鏡視下手術の現状と適応
　　　　　　　　　　　　　　　　　工藤　篤ほか

膵内分泌腫瘍の肝転移に対する外科切除の現状
　　　　　　　　　　　　　　　　　青木　琢ほか

膵内分泌腫瘍の肝転移に対する血管内治療の有用性
　　　　　　　　　　　　　　　　　増井　俊彦ほか

日本神経内分泌腫瘍研究会（JNETS）の発足とNET登録の開始
　　　　　　　　　　　　　　　　　今村　正之

●連載
その「世界」の描き方＜第8回＞—山雄　健次先生
　　　　　　　　　　　　　　　　　福嶋　敬宜

●症例
腹腔鏡下胆嚢摘出後に敗血症による門脈血栓症を認めた1例
　　　　　　　　　　　　　　　　　熊野健二郎ほか

術前DIC-CTで副肝管の存在を診断し安全に腹腔鏡下胆嚢摘出術が施行された1症例
　　　　　　　　　　　　　　　　　久光　和則ほか

Vol.36 No.5　2015年5月号

●連載
ちょっと気になる胆・膵画像—ティーチングファイルから—
＜第27回＞膵破骨細胞型巨細胞癌の1例
　　　　　　　　　　　　　　　　　金親　克彦ほか

特集：Borderline resectable膵癌の最前線
—診断・治療法はどう変わったか—
　　　　　　　　　　　　　　　　　企画：山上　裕機

疾患概念：Borderline resectable（BR）膵癌とは何か？
　　　　　　　　　　　　　　　　　高山　敬子ほか

BR膵癌のCT画像診断
　　　　　　　　　　　　　　　　　戸島　史仁ほか

BR膵癌の切除可能性をどのように決定するか？
　　　　　　　　　　　　　　　　　元井　冬彦ほか

BR膵癌に対する術前補助化学療法
　　　　　　　　　　　　　　　　　井岡　達也

BR膵癌に対する術前化学放射線療法の意義
　　　　　　　　　　　　　　　　　江口　英利ほか

術前化学療法・化学放射線療法の病理学的効果判定をめぐって（R0判定をめぐって）
　　　　　　　　　　　　　　　　　古川　徹ほか

BR膵癌に対するIMRT
　　　　　　　　　　　　　　　　　中村　晶ほか

Borderline resectable膵癌に対する重粒子線治療の有用性
　　　　　　　　　　　　　　　　　山田　滋ほか

BR膵癌に対する膵頭十二指腸切除術—門脈合併切除をめぐって—
　　　　　　　　　　　　　　　　　村田　泰洋ほか

肝動脈合併切除・再建を伴う膵切除術の意義
　　　　　　　　　　　　　　　　　天野　良亮ほか

BR膵体尾部癌の手術—腹腔動脈合併切除の意義—
　　　　　　　　　　　　　　　　　岡田　健一ほか

Borderline resectable膵癌の術後補助療法をどうするか？　切除可能膵癌との違いは？
　　　　　　　　　　　　　　　　　古瀬　純司

●連載
その「世界」の描き方＜第7回＞—白鳥　敬子先生
　　　　　　　　　　　　　　　　　福嶋　敬宜

●総説
家族性膵癌と遺伝性膵癌症候群：ハイリスク個人に対するスクリーニングについて
　　　　　　　　　　　　　　　　　橋本　直樹

Vol.36 No.4　2015年4月号

特集：胆膵 EUS-FNA のエビデンス 2015―この 5 年間の進歩―
企画：糸井　隆夫

序文　糸井　隆夫
EUS-FNA 関連手技の機器と処置具の進歩　岡部　義信ほか
膵実質性腫瘍診断　宇野　耕治ほか
EUS-FNA による膵囊胞性腫瘍診断　鎌田　研ほか
胆道疾患に対する EUS-FNA 2015　肱岡　範ほか
転移巣（肝，副腎，リンパ節など）に対する EUS-FNA　田場久美子ほか
EUS-FNA 検体を用いた分子生物学解析　末吉　弘尚ほか
膵炎に合併した膵周囲液体貯留に対する EUS ガイド下ドレナージ術　山部　茜子ほか
膵管ドレナージ　潟沼　朗生ほか
胆管ドレナージおよびランデブー法　土屋　貴愛ほか
急性胆囊炎に対する EUS 下胆囊ドレナージ術　伊藤　啓ほか
腹腔神経叢／神経節ブロック　土井　晋平ほか
血管内治療　岩井　知久ほか
Intereventional EUS の手技を用いた抗腫瘍療法　大野栄三郎ほか
EUS ガイド下胃空腸吻合術　糸井　隆夫ほか

●座談会
胆膵 EUS-FNA のエビデンス 2015―この 5 年間の進歩―
　糸井　隆夫，山雄　健次，真口　宏介，入澤　篤志

●症例
画像所見から胆囊癌を疑った黄色肉芽腫性胆囊炎の 1 例　岩谷　慶照ほか
胆管炎を契機に発見された膵 solid-pseudopapillary neoplasm の 1 例　徳丸　哲平ほか

Vol.36 No.3　2015年3月号

●連載
ちょっと気になる胆・膵画像―ティーチングファイルから―
＜第 26 回＞総胆管内腫瘍栓を伴った膵神経内分泌癌の 1 例　芝本健太郎ほか

特集：進行膵・胆道癌における血管合併切除の諸問題
企画：宮崎　勝

序文　宮崎　勝
肝内胆管癌の下大静脈浸潤に対する合併切除　有泉　俊一ほか
肝内胆管癌の肝静脈合併切除　阪本　良弘ほか
肝門部領域胆管癌における門脈浸潤例の切除戦略　益田　邦洋ほか
肝門部領域胆管癌における肝動脈浸潤例の切除戦略　杉浦　禎一ほか
肝門部領域癌における門脈・肝動脈浸潤例の切除戦略　水野　隆史ほか
胆囊癌における右肝動脈浸潤例の切除戦略　島田　和明ほか
胆囊癌・遠位胆管癌における門脈浸潤例の切除戦略　三浦　文彦ほか
膵癌における高度門脈浸潤例の切除戦略　藤井　努ほか
膵癌における腹腔動脈幹周囲浸潤例の切除戦略　市之川正臣ほか
膵癌における総肝動脈浸潤例の治療戦略　菱沼　正一ほか
膵癌における上腸間膜動脈浸潤例の治療戦略　田島　秀浩ほか
膵頭十二指腸切除時の replaced 右肝動脈に対する戦略　吉富　秀幸ほか
動脈の解剖学的特徴に基づく腹腔動脈合併膵体尾部切除術　岡田　健ほか
腹腔動脈根部の高度狭窄・閉塞例における膵頭十二指腸切除術の治療戦略　山田　大輔ほか

●症例
膵粘液性囊胞腫瘍との鑑別が困難であった膵リンパ上皮囊胞の 1 例　寺田　卓郎ほか
膵貯留性囊胞に合併した脂肪酸カルシウム石の 1 例　鈴木　範明ほか

Vol.36 No.2　2015年2月号

特集：膵・胆道癌診療の新時代へ―診断と治療の新たな展開―
企画：古瀬　純司

膵癌の新しい腫瘍マーカーによる早期診断　山田　哲司
セルフチェック可能な膵癌診断法の開発―メタボローム解析を用いた膵癌へのアプローチ―　砂村　眞琴ほか
何故，牛蒡子か？　池田　公史ほか
膵癌に対する標的化腫瘍溶解ウイルス療法の開発　青木　一教
膵癌における IL-6 の発現と治療応用　光永　修一ほか
膵癌に対する新しい免疫療法の展望　大熊（住吉）ひとみほか
次世代シークエンサーを用いた膵癌遺伝子プロファイリング　林　秀幸ほか
胆管癌における FGFR2 融合遺伝子発現の臨床的意義　柴田　龍弘ほか
胆道癌における増殖シグナル伝達因子の発現と遺伝子変異の多様性―KRAS 変異，HER2 過剰発現の胆道癌バイオマーカーとしての可能性―　横山　政明ほか
胆管癌に血管新生阻害薬あるいは EGFR 阻害薬は有効か―前臨床試験からの可能性―　高橋　裕之ほか
胆道癌に血管新生阻害薬は有効か―臨床試験からの可能性―　古瀬　純司
癌免疫学の進歩と膵・胆道癌に対する癌免疫療法の展望　西田　純幸

●症例
CA19-9 高値を契機に EUS-FNAB にて確定診断の得られた TS-1 膵癌の 1 例　野村　佳克ほか
下部胆管 mixed adenoneuroendocrine carcinoma の 1 例　和久　利彦ほか
まれな成人発症 nesidioblastosis の 1 例　石川　忠則ほか

Vol.36 No.1　2015年1月号

●連載
ちょっと気になる胆・膵画像―ティーチングファイルから―
＜第 25 回＞膵神経鞘腫の 1 例　一条　祐輔ほか

●特別企画
―平成 27 年― 胆・膵領域はこう展開する　胆と膵編集委員会編

特集：進展度に応じた胆囊癌の治療戦略
企画：天野　穂高

胆道癌全国登録データより見た胆囊癌の動向　石原　慎ほか
進行度から見た胆囊癌の病理学的特徴　鬼島　宏ほか
US，EUS による胆囊癌進展度診断　菅野　良秀ほか
MDCT，MRI による胆囊癌進展度診断　蒲田　敏文ほか
FDG-PET による胆囊癌進展度診断　小林　省吾ほか
胆囊癌に対する腹腔鏡下胆囊全層切除―剥離層の組織学的検討―　本田　五郎ほか
pT2 胆囊癌に対する至適術式の検討―肝切除範囲，胆管切除―　堀口　明彦ほか
リンパ節転移からみた胆囊癌の治療成績　坂田　純ほか
進行胆囊癌に対する肝葉切除の適応と限界　江畑　智希ほか
進行胆囊癌に対する膵頭十二指腸切除の適応と限界　樋口　亮太ほか
コンバージョン手術が可能であった局所進行切除不能胆囊癌の検討　加藤　厚ほか
胆囊癌術後化学療法の現状と展望　中山　雄介ほか

●症例
膵頭十二指腸切除後の膵空腸吻合部狭窄に対して膵管空腸側々吻合を行った 1 例　鹿股　宏之ほか
主膵管と交通した膵漿液性囊胞腫瘍の 1 例　岩本　明美ほか

2005年に発刊された『急性胆管炎・胆嚢炎の診療ガイドライン』の改訂版!
TG13のモバイルアプリ(iphone,iPad,Android対応)がダウンロードできます!!

TG13新基準掲載! [第2版]
急性胆管炎・胆嚢炎 診療ガイドライン2013

急性胆管炎・胆嚢炎診療ガイドライン改訂出版委員会

日本腹部救急医学会, 日本肝胆膵外科学会, 日本胆道学会, 日本外科感染症学会, 日本医学放射線学会

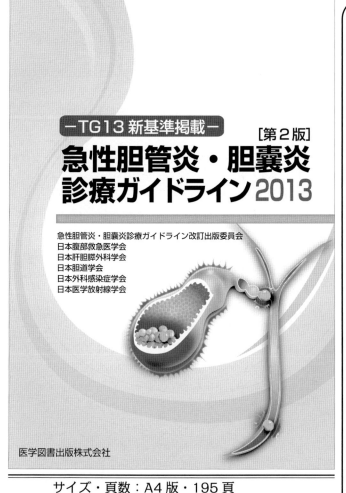

サイズ・頁数:A4版・195頁
定価 (本体 4,500円+税)
ISBNコード:978-4-86517-000-9

[目次]
序文
評価委員の言葉
第Ⅰ章　クリニカルクェスチョン一覧
第Ⅱ章　本ガイドライン改訂の必要性と作成方法
第Ⅲ章　定義・病態
第Ⅳ章　急性胆管炎・胆嚢炎診療フローチャートと
　　　　基本的初期治療
第Ⅴ章　急性胆管炎の診断基準と重症度判定基準・搬送基準
第Ⅵ章　急性胆嚢炎の診断基準と重症度判定基準・搬送基準
第Ⅶ章　急性胆管炎・胆嚢炎に対する抗菌薬療法
第Ⅷ章　急性胆管炎に対する胆管ドレナージの適応と手技
第Ⅸ章　急性胆嚢炎に対する胆嚢ドレナージの適応と手技
第Ⅹ章　急性胆嚢炎—手術法の選択とタイミング—
第ⅩⅠ章　その他の胆道炎
第ⅩⅡ章　急性胆管炎・胆嚢炎診療ガイドラインの評価
　　　　　— DPCデータを用いた解析より—
第ⅩⅢ章　急性胆管炎・胆嚢炎診療バンドル
索　引
付　録

詳しくは▶URL：http://www.igakutosho.co.jp　または、医学図書出版 で 検索

医学図書出版株式会社

〒113-0033　東京都文京区本郷2-29-8（大田ビル）
TEL：03-3811-8210　FAX：03-3811-8236
URL：http://www.igakutosho.co.jp
E-mail：info@igakutosho.co.jp

2013.4

投 稿 規 定

本誌は原則として胆道,膵臓,消化管ホルモンに関する論文で,他誌に発表されていないものを掲載します。

A. 研究論文

1. 原稿は,400字詰原稿用紙25枚以内におまとめ願います。

    文献,図(写真含む),表もこの枚数に含まれます。写真は手札以上の大きさにプリントした鮮明なものに限ります。図,表が入る際は,大,小について下記のごとく25枚より差し引いて下さい。

    図,表は1枚につき大は原稿用紙1枚
    〃　小は　〃　半枚

2. 原稿には**表題の英訳,著者全員の氏名およびローマ字名,所属,主著者の連絡先**(〒,住所,電話,e-mail)を記入して下さい。また,**Key words**(4語以内,和・洋語は問いません)をつけて下さい。

3. 形式は緒言,対象および方法,結果,考察,結語,参考文献の順序にして下さい。

4. ワードプロセッサーを使用する場合は,20字×20行に印字して下さい。

5. 原稿は楷書,横書,新かなづかいとし,欧文文字はタイプするか,活字体で書いて下さい。

    欧文の書き方は,普通名詞については文頭は大文字,文中は小文字,固有名詞については大文字でお願いします。

    薬品名は一般名を原則とします。

    なお,用語やかなづかいは編集の際に訂正することもあります。

6. 図,表は文中および欄外に挿入箇所を明記して下さい。図表の説明は和文で別紙にまとめて記載して下さい。写真はすべてモノクロとしカラー写真は原則として挿入しません。とくに掲載希望の場合は実費をいただきます。

7. 参考文献は,文中に引用順に肩付き番号をつけ,本文の末尾に番号順におまとめ下さい。

    複数の著者名の場合は3名までを記載し,ほかあるいはet al. とすること。

〈雑誌の場合〉

　著者名:題名.雑誌名　巻:頁(始め—終わり),発行年.

　例1)乾　和郎,中澤三郎,芳野純治,ほか:十二指腸乳頭炎の診断.胆と膵 21:109-113, 2000.

　例2) Hunter JG : Avoidance of bile duct injury during laparoscopic cholecystectomy. Am J Surg 162 : 71-76, 1991.

〈書籍・単行本の場合〉

　著者名:題名.書名,編集者名,版,頁(始め—終わり),発行所,発行地(外国のみ),発行年.

　例1)小川　薫,有山　襄:胆嚢癌の早期診断—X線検査法を中心に—. 早期胆嚢癌,中澤三郎,乾和郎編,68-79,医学図書出版,1990.

　例2) Berk JE, Zinberg SS : Emphysematous cholecystitis. Bockus Gastroenterology, (Berk JK), 4th ed., 3610-3612, WB Saunders Company, Philadelphia, 1985.

8. 著者校正は初校のみと致します。

9. 原稿の採否および掲載号は編集委員会におまかせ願います。

10. 掲載原稿には,掲載誌1部と別冊30部を贈呈します。別冊30部以上は実費をいただきます。必要別冊部数を校正時にお知らせ下さい。

11. 投稿原稿には,必ずコピーを1通とデータ(CD-R等)をつけること。

12. 上記の規格内のものは無料掲載致します。

B. 特集,総説,話題,症例,技術の工夫,手術のコツ,文献紹介,学会印象記,見聞記,ニュース(地方会日程など),質疑応答,読者の声

1. 総説,話題論文も投稿規定に準ずる。

2. 症例,技術の工夫,手術のコツは400字詰原稿用紙20枚以内(図,表を含む)におまとめ下さい。

    原稿には**表題の英訳,著者全員の氏名およびローマ字名,所属,主著者の連絡先**(〒,住所,電話,e-mail)を記入して下さい。また,**Key words**(4語以内,和・洋語は問いません)をつけて下さい。

3. ニュース,質疑応答,または読者の声は2枚以内(図,表なし)におまとめ下さい。採否は編集委員会の議を経て決定します。なお,投稿者の主旨を曲げることなく文章を変更することもありますのでご了承下さい。

◆研究・症例・総説・話題・技術の工夫は具体的に内容がわかるような要約を400字以内で必ずお書き下さい。

〈原稿送付先〉　医学図書出版株式会社「胆と膵」編集部
〒113-0033 東京都文京区本郷2-27-18 本郷BNビル2F
TEL. 03-3811-8210(代)　FAX. 03-3811-8236
E-mail : tantosui@igakutosho.co.jp